JEJUM INTERMITENTE

Plano De Refeições De 1 Mês Com Receitas Baixas
Em Carboidratos Para Desintoxicar Seu Corpo

(Dieta 5: 2 Para Perda De Peso E Melhoria Da Saúde E Fitness)

Chris Hawk

I0090355

Traduzido por Daniel Heath

Chris Hawk

Jejum Intermitente: Plano De Refeições De 1 Mês Com Receitas Baixas Em Carboidratos Para Desintoxicar Seu Corpo (Dieta 5: 2 Para Perda De Peso E Melhoria Da Saúde E Fitness)

ISBN 978-1-989853-07-8

Termos e Condições

De modo nenhum é permitido reproduzir, duplicar ou até mesmo transmitir qualquer parte deste documento em meios eletrônicos ou impressos. A gravação desta publicação é estritamente proibida e qualquer armazenamento deste documento não é permitido, a menos que haja permissão por escrito do editor. Todos os direitos são reservados.

As informações fornecidas neste documento são declaradas verdadeiras e consistentes, na medida em que qualquer responsabilidade, em termos de desatenção ou de outra forma, por qualquer uso ou abuso de quaisquer políticas, processos ou instruções contidas, é de responsabilidade exclusiva e pessoal do leitor destinatário. Sob nenhuma circunstância qualquer, responsabilidade legal ou culpa será imposta ao editor por qualquer reparação, dano ou perda monetária devida às informações aqui contidas, direta ou indiretamente. Os respectivos autores são proprietários de todos os direitos autorais não detidos pelo editor.

Aviso Legal:

Este livro é protegido por direitos autorais. Ele é designado exclusivamente para uso pessoal. Você não pode alterar, distribuir, vender, usar, citar ou parafrasear qualquer parte ou o conteúdo deste ebook sem o consentimento do autor ou proprietário dos direitos autorais. Ações legais poderão ser tomadas caso isso seja violado.

Termos de Responsabilidade:

Observe também que as informações contidas neste documento são apenas para fins educacionais e de entretenimento. Todo esforço foi feito para fornecer informações completas precisas, atualizadas e confiáveis. Nenhuma garantia de qualquer tipo é expressa ou mesmo implícita. Os leitores reconhecem que o autor não está envolvido na prestação de aconselhamento jurídico, financeiro, médico ou profissional.

Ao ler este documento, o leitor concorda que sob nenhuma circunstância somos responsáveis por quaisquer perdas, diretas ou indiretas, que venham a ocorrer como resultado do uso de informações contidas neste documento, incluindo, mas não limitado a, erros, omissões, ou imprecisões.

Índice

Parte 1

Introdução

Os capítulos a seguir exploram osdiversos aspectos do jejum intermitente e como ele pode melhorar sua saúde e bem estar. O jejum intermitente é mais do que simplesmente não comer. Cada um dosinúmeros protocolos lhe trarão diferentes resultados. O ponto mais importante é descobrir qual funciona melhor para você.

Este livro te ensinarácomo fazer a transição para o jejum da maneira mais fácil. Nós também eliminamos quaisquer rumores de que o jejum intermitente possa ser ruim ou perigoso para você. Se feito corretamente, ele será um extraordinário auxiliarna perda de peso. Você também aprenderá como o jejum intermitente pode ser combinado à dieta cetogênica ou vegetariana. Por último, você encontrará o desafio dos 30 dias que te ajudará a iniciar o jejum intermitente através doprotocolo 16:8.

Antes que comece o livro, quero que você defina aquilo que está procurando obter dele. Com isso em mente, você será capaz de tirar o máximo das informações contidas nestas páginas.

Existem muitos livros no mercado sobre esse assunto, obrigado por ter escolhido este! Todos os esforços aplicados foram para assegurar a completude das informações o quanto fosse possível. Aproveite!

O que é Jejum Intermitente

O jejum não é um fenômeno recente. É uma tradição antiga, testada através dos tempos. Não é usado apenas para perda de peso, mas também para melhorar a concentração, prevenir a resistência insulínica, prevenir o Alzheimer, aumentar a expectativa de vida e reverter o processo de envelhecimento.Como disse Maria Antonieta, "Não há nada novo, a não ser aquilo que foi esquecido".

O jejum intermitente envolve um ciclo que alterna entreconsumoe abstençãode comida. Essa dieta não diz respeito aos tipos de alimentosque você pode consumir, mas quando deve consumi-los. Há tipos diferentes de protocolos de jejum intermitente, sobre os quais falaremos mais tarde. Mas todos eles dividem os dias e as semanas em períodos de ingestão de alimentos ejejum.

Todas as pessoas jejuam todos os dias, enquanto dormem. O jejum intermitente pode simplesmente ser o prolongamento desse período. Isso pode ser facilmente feito pulando o café da manhã,permanecendo sem comer até o almoço.

Isso significaria que você jejuou por um período de 16 horas e que a sua alimentação foi restringidaa uma janela de 8 horas. Esse método é conhecido como 16:8, no qual nos aprofundaremos mais tarde.

Ao contrário do que todos pensam, o jejum intermitente é muito fácil de fazer. Muitas pessoas contam que elas acabam se sentindo melhores e com mais energia durante seus jejuns.

Embora tenha um capítulo sobre a fome, ela não é um grande problema. Mas, poderá sê-lo, por vezes, porque quando você começar, seu corpo não estará acostumado a ficar longos períodos de tempo sem comida.

Quando você jejuar, não irá ingerir nenhum tipo de caloria. Terá permissão apenas para ingerir bebidas não calóricas como chá, café e água. Certifique-se de não adicionar açúcar, creme, ou qualquer outro adoçante a sua bebida.

Há algumas formas de jejum intermitente que permitem você consumir poucos alimentos com baixas calorias enquanto jejua. Você poderá também ingerir suplementos durante seu jejum desde que não tenham caloria alguma.

Os humanos têm jejuado por milhares de anos. Jejuavam porque precisavam, quando não tinham alimento suficiente disponível e por razões religiosas. Existem religiões como Budismo, Islamismo e o Cristianismo que demandam algum tipo de jejum.

Os humanos, assim como os animais, jejuam quando estão doentes. Isso apenas mostra que não há nada antinatural no jejum, e nossos corpos foram feitos para aguentar longos períodos de tempo sem alimento.

Muitos processos diferentes irão mudar dentro do corpo quando não comermos por longos períodos de tempo para que possamos aguentar esse momentode fome. Tudo isso gira em torno de hormônios, genes e reparação celular.

Quando o corpo está em jejum, há uma significante redução dos níveis de insulina e açúcar no sangue e um aumento no hormônio do crescimento do ser humano.

Muitas pessoas irão escolher um protocolo de jejum intermitente para perda de peso porque esse é o caminho mais simples e efetivo para restringir calorias e queimar gordura.

Ouras preferirão jejuar porque beneficia o metabolismo, pois esteé capaz de restabelecerdiversos aspectos da saúdee reduzir fatores de risco. Alguns estudos evidenciam que fazer o jejum intermitente pode acabar ajudando a prolongar a vida. Estudos feitos em roedores mostraram que o JI foi capaz de prolongar suas vidas tão bem quantoa redução calórica.

Algumas pessoas simplesmente gostam da conveniência que o jejum intermitente lhes traz. São apenas alguns cortes muito simples em seuscostumes que tornarão suas vidas mais simples, os quais também trarão uma melhoraà qualidade de vida. Com menos refeições para planejar, ela se tornará mais fácil: você ganhará muito tempo quando não tiver que comer de três a quatro vezes por dia ou mais, sem contar preparação e limpeza.

Isso é apenas uma moda?

Para ajudar a provar que o jejum intermitente não é apenas uma modinha que não funciona, aqui está uma pesquisa que observou o protocolo de jejum 5:2. Nesse tipo de protocolo os participantes alimentaram-se normalmente por cinco dias, e então, nos dois dias restantes, consumiramentre 500 e 600 calorias, apenas.

Algumas pessoas podem achar simples seguir esse protocolo, em especial, já que esses dois dias de baixas calorias não são consecutivos. Um grupo de pesquisadores australianos testou essa ideia em pessoas com diabetes tipo 2e que também estavam acima do peso. Foram 137 pessoas ao todo que elesdesignaram, aleatoriamente ao jejum intermitente e à dieta baixa em caloriasque eles jáseguiam diariamente.

Cada grupo percebeu uma quantidade de perda de peso significante após três meses de regime, e a maioria dos participantes estava apta a mantê- lo. Tiveram alguns que continuaram a perder peso.

Aqueles que seguiram a dieta baixa em calorias perderam uma média de 5 quilos, e aqueles que fizeram o jejum intermitente, seis. Essa diferença não foi significativa para os pesquisadores.

Ambos os grupos obtiveram melhora no açúcar do sangue, especificamente em suas hemoglobinas A1c. Isso não deveria ser uma surpresa, no entanto. Perder peso melhora os sintomas da diabetes, diminui o colesterol e a pressão sanguínea.

Segundo o Dr. Peter Clifton da Universityof South Australia, nenhuma dieta pareceu ser melhor do que a outra. O mais importante foi que aqueles que seguiram o jejum intermitente acharam mais fácil segui-lo do que a dieta baixa em calorias.

As pessoas que estavam no grupo do jejum intermitente foram orientadas a consumir entre 500 e 600 calorias durante dois dos sete dias da semana. A única regra que eles tinham que seguir nos dois dias de restriçãofoi a de comer pelo menos 50 gramas de proteína.

Nos dias normais de jejum eles deveriam seguir um menu similar a esse:

- Café da Manhã - um copo de iogurte diet e uma fruta.
- Almoço – uma lata de atum em água e uma xícara de salada.
- Jantar – 100 gramas de peito de frango frito em uma1 colher de chá de azeite e 40 gramas de legumes de baixo carboidrato. Eles também poderiam consumir gelatina diet.

Todos aqueles que seguiram diariamente a dieta baixa em calorias comeram de 1,200 a 1,500 calorias, sendo 30% delas oriundas de proteínas, 25% de gorduras e 45% de carboidratos.

O grande segredo para o sucesso parece vir de seus frequentes check-ins com nutricionistas registrados semana a semana.

A Pergunta Esquecida

Lembra da minha citação de Maria Antonieta anteriormente? Vamos continuar com aquele raciocínio. A pergunta esquecida sobre perda de peso é "Quando devemos comer?" A pergunta sobre frequência não é ignorada em nenhum outro aspecto da vida. Cair de um prédio de 1000 pésde altura uma vez matará você, mas é a mesma coisa que cair de uma mureta de 1pé 1000 vezes? Não, ainda que cumpra a distância de 1000 pés.

Todas as comidas elevarão os níveis de insulina para um determinado valor. Ingerindo os alimentos corretos prevenirá altos níveis de insulina, mas não irá ajudar a abaixá-los. Algumas comidas são melhores do que outras, mas todas elas irão fazer sua insulina subir. A chave para prevenir a resistência insulínica é manter baixos seus níveis constantemente. Se todos os alimentos elevam seus níveis de insulina, então a única coisa a fazer é abster-se deles completamente. É aqui que o jejum se torna a resposta.

A mesma reação, de revirar os olhos, acontece sempre que o jejum é mencionado. Morrer de fome? É esse seu segredo? Não. Jejum é uma coisa totalmente diferente. Morrer de fome é abster-se de comida involuntariamente, sem deliberação ou controle.Pessoas que estão passando fome não têm ideia alguma de quando ou onde será sua próxima refeição. O jejum, ao contrário disso, é a abstenção voluntária de alimento por motivos de saúde, espirituais ou quaisquer outras razões. É como a diferença entre morrer de velhice e suicídio. Você nunca deveria confundir os dois termos. Você pode jejuar por algum período de tempo variando de apenas algumas poucas horas a meses a fio. O jejum é realmente parte da nossa vida cotidiana. O café da manhã é a refeição que encerra o jejum diário, o qual nós comemos todos os dias.

Tradição Histórica

O jejum é uma tradição de cura antiga e difundida. Hipócrates, conhecido como o pai da medicina moderna, dentre os diversos tratamentos que prescreviaestava a prática do jejum e o consumo do vinagre de maçã. Ele disse uma vez que "Comer quando está doente é alimentar sua doença". Plutarco, um antigo historiador e escritor grego repercutiu essa mesma ideia. Ele dizia "Em vez de tomar remédio, hoje é melhor jejuar."

Os gregos de antigamente também acreditavam que os tratamentos poderiam ser vistos na natureza. Os humanos, assim como os animais, não comem quando estão doentes. Por isso, o jejum é conhecido como o "médico interno". É esse instinto de jejuar que leva os homens, cachorros e gatos à perda de apetite quando enfermos. Essa é uma sensação familiar para todos. Pense sobre a última vez que você ficou doente. A última coisa que você queria fazer era comer. Isso significa que o jejum é um instinto humano para diversas enfermidades. O que quer dizer que o jejum é inerente ao ser humano, eleétão antigo quanto a humanidade.

Os gregos pensavam que o jejum melhorava as habilidades cognitivas. Pense sobre o último banquete quecomeu, como a ceia de natal. Você se viu mais alerta e com mais energia? Ou, sentiu-se um pouco sonolento e distraído? Provavelmente você se sentiu dessa última forma. Quando você consome uma quantidade muito grande de comida o sangue é direcionado para o sistema digestivo para digerir o alimento o que deixa menos sangue circulando para o cérebro. Isso é o que conhecemos como coma alimentar.

Há grandes intelectuais por aí que acreditam no jejum. Para Celso, que foi a base da toxicologia e um dos três pais da medicina ocidental moderna, afirmou "O jejum é um grande remédio – é o médico interno". Até mesmo um dos grandes americanos, paida invenção, Benjamin Franklin acreditava no poder do jejum para curar problemas de saúde.

Jejuar por razões espirituais ainda permanece como um aspecto de quase todas as religiões por todo o mundo.O Profeta Maomé,Jesus e Buda compartilhavam uma mesma crença, o poder curativo do jejum. Quando veio para a religião, o jejum era normalmente referido à purificação e limpeza, mas eles praticamente significam a mesma coisa. Esta pratica era independentemente desenvolvida entre as diferentes culturas e religiões, não como algo que fosse prejudicial, mas benéfico para o corpo e alma.

Os budistas, normalmente, consomem comida apenas no período da manhã, eles jejuam desde à tarde até a manhã seguinte. Eles também, por vezes, praticam o jejum do apenas-água por dias, ou mesmo semanas a fio.Cristãos ortodoxos gregos costumam seguir diferentes tipos de jejum por cerca de 180 a 200 dias durante o ano. Dr. Ancel Keys sempre acreditou que Creta fosse o berço da dieta mediterrânea saudável. Quando os fatos vieram à tonahavia um importante fator que ele não considerou: a maioria da população de Creta seguia o jejum de tradição Grega Ortodoxa.

Durante todo o mês do Ramadan, os mulçumanos jejuam do nascer ao pôr do sol. O Profeta Maomé acreditava que era benéfico jejuar às segundas e quintas. Entre todos os diferentes modelos religiosos de jejum, o Ramadan é o melhor estudado. Este modelo difere de muitos outros, pois também proíbe a ingestão de líquidos. E eles não fazem apenas o jejum, mas submetem-se a uma leve desidratação. Além disso, uma vez que é permitido a eles comer antes do nascer do sol e depois do anoitecer, alguns estudos recentes mostraram que houve um aumento significativo nas calorias ingeridas durante esse período. Esse dado, na verdade, contradiz alguns dos benefícios de jejuar.

Jejuar é uma ideia que suportou o teste do tempo. As três pessoas mais influentes da história concordaram que o jejum é útil. Você realmente acha que descobrimos há milhares anos atrás uma prática nociva?

Benefícios do Jejum Intermitente

Você sabe o que é o jejum intermitente, e sabe que as pessoas o têm feito há milhares de anos, principalmente por razões religiosas.Mas a ciênciadescobriu agora que ele pode fornecer inúmeros benefícios à saúde.

Hugh Jackman jura que foi isto que o ajudou a ficar com o físico do Wolverine. Um grande número de pessoas que participam do Reddit afirma que o jejum intermitente ajudou-as a perder 18 quilos.

E muitas delas afirmam que ele pode trazer muito mais benefícios. Existem bastantes relatos que sugerem que jejuarpode melhorar o sistema imunológico, e pesquisadores começaram a focar na capacidade do jejum de beneficiar a saúde do coração e diminuir os riscos de câncer.

Valter Longo, bioquímico e presidente do departamento de antienvelhecimento da Universidade do Sul da Califórnia, em 2014, fez um estudo em humanos e ratos com câncer. Ele os fez jejuar por um período de quatro dias. Durante esse tempo em jejum, os ratos e os pacientes com câncer eliminaram células velhas de sangue. Depois de quebrarem o jejum, seus corpos criaram novas células que tomaram o lugar das anteriores, as quais efetivamente regeneraram seus sistemas imunes (Longo e Mattson, 2014).

Esses resultados significavam que depois de um longo período de jejum o corpo poderia lutar contra os efeitos colaterais severos da quimioterapia, ou até mesmo dar mais força ao sistema imune.

A Faculdade de Medicina de Yale fez um estudo em 2015 que deu um passo além, e descobriu que tanto a dieta quanto o jejum formavam uma combinação que impedia o sistema imune de criar uma proteína que estava frequentemente ligada a doenças como a aterosclerose e diabetes. Eles também observaram nas células imunes dos ratos e humanos (Nature Medicine, 2015).

Quando você está jejuando, o que basicamente acontece em seu corpo é que uma forma de energia, que pode favorecer o acúmulo de gordura, é alterada para uma forma de energia diferente.

O corpo funciona com glicose e açúcar, mas quando estamos jejuando por um longo período de tempo, o corpo queimará a glicose para continuar funcionando. O corpo, então, precisará encontrar outro tipo de combustível. É aí que ele começará a transformar certos tipos de gordura corporal em ácidos graxos, os quais o sangue pode absorver facilmente. Os ácidos graxos produzirão moléculas conhecidas como cetonas, as quais o corpo começará a usar como energia.

Um pesquisador da Faculdade de Medicina da Universidade da Flórida em Gainesville, Stephen Anton, chama aquele processo de "acionando a mudança de chave do metabolismo".

Essa mudança pode acabar acontecendo depois de certo período de tempo em jejum. A alteração do seu metabolismo para usar uma grande quantidade de cetonas como energia é gradativa ao longo do tempo. Os pesquisadores começaram a ir mais afundo para mostrar como ocorre essa mudança de chave, e se ela traria outros tipos de benefícios. As pesquisas deles foram publicadas no jornal Obesity, em que sugeriram que esta forma de dieta pode ser mais saudável que outras estratégias porque as cetonas nãoafetamas células tanto quanto os subprodutos de outras dietas.

Vamos dar uma olhada nos diversos benefícios à saúde que você pode obter do jejum intermitente.

Perda Significativa de Peso

Anton e sua equipe foram capazes de explicar que aquela mudança de chave acontece normalmente depois de 8 a 12 horas em jejum, apesar de que quando o jejum chegar até aspessoas, esse tempo irá variar (Anton, et al. 2017).

A equipe de Anton focou principalmente em dois tipos de protocolos de jejum intermitente, o primeiro é baseado em uma restrição temporária. Nesse modelo, o seguidor jejuará por várias horas ao dia, nomalmente 16 horas, e então poderá comer o que quiser nas horas restantes.

No segundo modelo que eles observaram, os seguidores alternavam entre dias de jejum total e dias nos quais nenhum alimento era proibido. Eles simplesmente deveriam alternar os dias de baixas calorias com dias de consumo irrestrito.

Os pesquisadores examinaram os ensaios e o que eles encontraram foi que os modelos de dietas de jejum intermitente havia uma quantidade significativa de perda de peso. Nos dez ensaios clínicos observados dos dias alternados de jejum os resultados mostraram que a estratégia foi efetiva quando se tratava de perder alguns quilos extras. Eobtiveram resultados similares em três dos quatro estudos que observaram no modelo de restrição temporária do jejum intermitente.

Em termos gerais, o jejum intermitente fará você comer poucas refeições. Contanto que você não fique completamente louco durante as horas que comer, você naturalmente ingerirá menos calorias.

Complementarmente, este tipo de dieta irá melhorar as funções hormonais que irão ajudar a facilitar a perda de peso. Grandes quantidades de norepinefrina, menores níveis de insulina e os níveis mais altos do hormônio do crescimento,que aumenta a quebra da gordura corpórea e facilita seu uso como energia.

Por causa disso, em poucas palavras, o jejum aumentará seu metabolismo de 3 a 14 por cento, o que ajudará seu corpo a queimar mais calorias. Isso significa que o jejum intermitente funcionará bem em ambos os lados da equação das calorias: reduzirá as quantidades de calorias que você ingere eaumentará a quantidade decalorias que seu corpo queima.

Em estudo de 2014, o jejum intermitente causou uma perda de peso de três a oito por cento durante um período de três a vinte e quatro semanas.Os participantes também foram capazes de perder de quatro a sete por cento da circunferência da cintura, o que significa que eles foram capazes de perder gordura abdominal, que é o tipo mais perigoso de gordura corpórea.

Outro estudo mostrou que o jejum intermitente provocou uma menor perda de massa muscular ante a regular e prolongada dieta restritiva de calorias (Barnosky, et al. 2014).

O Jejum Intermitente altera as Funções dos Hormônios, Células e Genes

Quando você se abstém de comida por um tempo, muitas coisas acontecem dentro do corpo. Por exemplo, ele começará um processo de reparação celular, e isso alterará os níveis dos hormônios para que o corpo possa acessar facilmente os estoques de gordura. A seguir estão apenas algumas das mudanças que acontecerão enquanto você estiver jejuando.

- Níveis de Insulina –cairão significativamente, o que facilitará a queima de gordura.

- Aumento do Hormônio do Crescimento – os níveis do hormônio do crescimento no seu sangue podem aumentar em cinco vezes. Essa elevação ajudará na queima da gordura, no ganho de massa muscular e trará muitos outros benefícios.

- Reparação Celular – o corpo será induzido a fazer um processo importante de reparação celular, como eliminar resíduos presentes nas células.
- Expressão Genética – diversas alterações ocorrem nas muitas moléculas e genes relativos à proteção de doenças e longevidade.

A maioria dos benefícios que vêm com o jejum intermitente advém dessas alterações nos hormônios, células e genes.

A Redução da Resistência Insulínica e a Diminuição dos Riscos de Diabetes Tipo 2

Cada vez mais pessoas são diagnosticadas com diabetes tipo 2. O principal fator são os altos níveis de açúcar no sangue que derivam da resistência insulínica.

Qualquer coisa que seja capaz de reduzir a resistência insulínica deveria ser capaz de diminuir seus níveis de açúcar no sangue, reduzindo assim risco de desenvolver a diabetes tipo 2. Em diferentes estudos, o jejum intermitente tem mostrado ser muito eficiente na redução da resistência insulínica, e isso pode levar a uma impressionante redução dos níveis de açúcar no sangue.

O jejum reduziu o açúcar no sangue entre três e seis por cento, enquanto os níveis da insulina foram reduzidos entre 20 e 31 por cento, segundo estudos em humanos. Em estudos feitos em ratos com diabetes foi descoberto que o jejum protegeu os rins contra os danos causados pela doença, este que é um dos órgãos mais afetados pela diabetes.

Isso nos diz que o jejum intermitente pode ser uma dieta altamente protetora para pessoas que estão nos grupos com maior chance de desenvolver diabetes tipo 2. Contudo, há algumas diferenças quando se tratar de gêneros. Um estudo descobriu que as mulheres apresentamdificuldades para controlar o açúcar no sangue depois do protocolo de jejum intermitente de 22 dias.*

Redução de Inflamações e do Estresse Oxidativo

O estresse oxidativoé uma das maiores causas de envelhecimento e de diversas doenças crônicas. Este processo envolve moléculas instáveis conhecidas como radicais livres, que então reagirão com outras moléculas, como DNA e proteínas, danificando-as.

Vários estudos mostram que o jejum intermitente é capaz de melhorar os níveis de resistência do corpo contra esse tipo de estresse. E mais, estudos têm descoberto que o jejum é capaz de lutar contra inflamações, que são partes integrantes do rol das doenças mais comuns.

Benefícios para a Saúde do Coração

Os maiores assassinos do mundo são as doenças do coração. Há diversos indicadores de saúde, e cada um aumenta ou diminui o risco de uma pessoa desenvolver doenças cardíacas.

Pesquisadores descobriram que o jejum intermitente pode ajudar a reduzir diversos fatores de risco, como níveis de açúcar no sangue, inflamações, triglicerídeos, colesterol total e LDL e pressão sanguínea.

Contudo, muitas dessas informações têm fundamento em estudos feitos em animais. Os efeitos do jejum sobre a saúde do coração precisam ser um pouco mais estudados em humanos antes que possa concluir que ele ajuda.

InduzVários Processos de Reparação Celular

Quando uma pessoa jejua, as células em seu corpo iniciam um processo de remoção de resíduos celulares, que é conhecido como autofagia. Esse processo envolve células quebrando e metabolizando proteínas disfuncionais que se acumularam dentro das próprias células ao longo do tempo. O aumento da autofagia pode prover uma melhora na proteção contra muitas doenças, como Alzheimer e câncer.

Pode Prevenir Câncer

Câncer é uma doença terrível caracterizada por um crescimento descontrolado de células. O jejum intermitente tem mostrado vários efeitos benéficos sobre o metabolismo que poderiam também acabar levando a uma redução do risco de câncer.

Há necessidade de mais estudo em humanos, mas há muitas evidências promissoras de estudos em animais que indicam que o jejum pode realmente ajudar a prevenir diferentes tipos de câncer.Há poucas evidências em pacientes com câncer que mostraram o jejum ser capaz de ajudar a reduzir os diversos efeitos colaterais associados à quimioterapia.

Bom para o Cérebro

Tudo o que é bom para o corpo tende a ser bom para o cérebro também. O jejum intermitente é capaz de ajudar diversos aspectos metabólicos, que são conhecidos por serem úteis para a saúde cerebral.

Isso inclui diminuição da resistência insulínica, redução dos níveis de açúcar no sangue, diminuição de inflamações e redução do estresse oxidativo. Vários estudos feitos em ratos têm mostrado que o jejum intermitente é capaz de aumentar o crescimento de novas células nervosas, o que acabaria beneficiando as funções cerebrais.

O jejum também é capaz de aumentar os níveis de hormônios cerebrais, que são conhecidos como fator neurotrófico derivado do cérebro, ou BDNF (abreviação em inglês). Uma deficiência de BDNF pode causar depressão e muitos outros problemas no cérebro. Estudos em animais descobriram que o jejum intermitente é capaz de proteger o cérebro contra danos causados por derrames.**

Ajuda a Prevenir Doença de Alzheimer

Alzheimer é uma das doenças neurodegenerativas mais comuns no mundo. Até agora não há cura, então a melhor coisa a fazer é prevenir que aconteça.

Um estudo realizado em ratos descobriu que o jejum intermitente poderia retardar o surgimento ou reduzir a severidade de seus sintomas. Em diversos relatos de casos, uma mudança no estilo de vida em que foi adicionado um jejum diário de curta duração foi capaz de melhorar grande parte dos sintomas do Alzheimer em nove de dez pacientes.

Estudos feitos em animais também sugerem que o jejum poderia ajudar a proteger uma pessoa de outras doenças neurodegenerativas, como Huntington e Parkinson. Entretanto, ainda há a necessidade de realizar mais estudos em humanos.***

Pode Ajudar Você a Viver Mais

Uma das melhores coisas que o jejum poderia fazer é aumentar sua expectativa de vida. Estudos feitos em ratos mostram que jejuar poderia ampliar sua expectativa de vida da mesma maneira que a dieta baixa em calorias.

Alguns estudos apresentaram resultados surpreendentes. Em um deles, os ratos que fizeram jejum todos os dias acabaram vivendo 83% a mais do que os que não jejuaram.

Mas isto está longe de ser comprovado em humanos, jejuar tornou-se uma dieta bastante popular para o pessoal do antienvelhecimento. Dados os benefícios que conhecemos sobre o metabolismo e todos os outros tipos de indicadores de saúde, faria sentido que o jejum fosse capaz de te ajudar a viver mais e com saúde.

* Isso não significa que ele não irá funcionar para você, mas é algo para ter em mente se você for diabético.

** Os efeitos do jejum intermitente foram estudados apenas em ratos sob os sintomas de derrame. São necessárias as realizações de mais estudos em humanos.

*** Os efeitos do jejum intermitente sobre o Alzheimer foram testados apenas em animais. Não há qualquer evidência de seus efeitos em humanos.

Tipos de Jejum Intermitente

Embora o jejum intermitente possa soar tão simples quanto não comer por algumas horas por dia, há, na verdade, diversos tipos diferentes de protocolos de jejum que você poderá escolher. Cada um fará você se sentir de maneira diferente, alguns poderão ser mais difíceis do que outros. Mas, na verdade, isso é uma coisa boa. Isso significa que há um protocolo perfeito para cada pessoa.

Há diversos tipos de protocolos, mas vamos analisar os sete mais populares. Os métodos mais comuns funcionam para aproveitar todos os benefícios do jejum, mas diferentes métodos propiciarão melhores resultados em diferentes pessoas do que outros. O protocolo não funcionará para você quando se sentir como se estivesse se forçando a segui-lo. Escolha aquele que te faz sentir que é o certo.

Então, qual é a primeira coisa que você deve fazer para começar? Cada um dos métodos vem acompanhado do seu próprio guia como: quanto tempo você pretende jejuar e o que você pode comer durante o período em que não estiver jejuando. Abaixo, você encontrará os protocolos mais populares e o básico de como eles funcionam.*

Nos capítulos posteriores falaremos sobre as pessoas que deveriam e não deveriam seguir um protocolo de jejum intermitente, mas, por hora, uma advertência: se você tem alguma condição médica, você deve passar com seu médico antes de mudar sua rotina.**

LeanGains

Esta forma de jejum intermitente começou com Martin Berkhan. Este método é mais indicado para frequentadores de academia que estão procurando perder gordura e aumentar massa muscular.

Como ele funciona: se mulher, jejum de 14 horas por dia; se homem, 16 horas por dia, e nas horas restantes, podem alimentar-se.*** Durante o jejum, você não tem permissão alguma para comer qualquer tipo de caloria. Contudo, você pode consumir chicletes sem açúcar, bebidas sem calorias como chá e café preto. A maioria dos praticantes prefere jejuar à noite passando pelo período da manhã. Normalmente, quebram seus jejuns seis horas depois de acordarem. Este é um protocolo muito fácil de adequar a qualquer estilo de vida, mas saiba que manter uma boa janela de consumo de alimentos é importante. Caso contrário, você pode achar que seus hormônios estão fora de sintonia e isso dificultará sua adesão ao programa.

Quando e o que comer nas horas em que for se alimentar dependerá de quando você escolheu se exercitar. Nos dias em que você se exercitará, supõe-se que comerá mais carboidratos do que gordura. Já nos dias de descanso a quantidade de gordura ingerida será maior. Sua ingestão de proteína precisa ser razoavelmente alta, embora isso varie muito dependendo do seu nível de atividade, gordura corporal, idade, sexo e objetivos. Independentemente do programa que você escolher, este é o melhor de todos, a maioria de suas calorias devem ser compostas de comidas não processadas.

Mas, se você não tiver tempo para uma refeição é aceitável consumir, com moderação, barras de cerais ou shakes de proteína.

A melhor parte dessa dieta é que na maioria dos dias, a frequência de suas refeições não será importante. Você pode comer quando quiser durante aquelas oito ou dez horas da sua janela de alimentação. Como dito, é as pessoas acharem fácil dividir esse período em três refeições.

Há flexibilidade para sua alimentação, mas para ganho de massa magra existem diretrizes específicas para o que você pode comer, especialmente quando se tratar de seus treinos. O plano rigoroso de nutrição que tem que ser funcional para seus exercícios podem dificultar um pouco seguir este protocolo.

Se você está empenhado em seguir o protocolo para ganho de massa magra, você pode encontrar mais informações e instruções na web site **https://leangains.com/**.

Eat Stop Eat

Esse método de jejum intermitente foi criado por Brad Pilon. Este é um bom protocolo para quem consome comida saudável e está procurando receber um impulso extra.

Nele, você jejuará por 24 horas uma ou duas vezes por semana. Durante essas 24 horas de jejum você não consumirá nenhum alimento calórico, bebidas estão liberadas desde que sigam esse parâmetro. Uma vez terminado o jejum, você pode voltar a comer normalmente. Pilon disse que você deveria "Agir como se não estivesse em jejum". Pilon também explicou que algumas pessoas gostam de encerrar seus jejuns no horário normal de suas refeições, consumindo grandes quantidades de comida assim como outras pessoas se satisfazem apenas com um snack. Isso quer dizer que você pode quebrar seu jejum da forma que melhor funciona para você, podendo até ajustar os horários para coincidir com seu protocolo.

Como ele atua? Alimentar-se dessa forma ajudará você a reduzir a ingestão total de calorias sem limitar as comidas que você já costuma comer nem suas quantidades. É importante você acrescentar exercícios regulares, pois te ajudará a ter um corpo mais harmônico. Esta á a chave para o sucesso neste protocolo.

Podem parecer intermináveis as 24 horas de jejum, o lado bom é que é extremamente flexível. Quando você começar não precisará ir para o tudo ou nada. Vá de acordo com a sua capacidade de aguentar ficar sem se alimentar e então, aumente paulatinamente o período de jejum conforme seu corpo for se ajustando à sua nova rotina alimentar.Pilon disse que é uma boa ideia começar nos momentos em que você estiver ocupado e naqueles dias em que você não vai se deparar com nenhuma obrigação de comer.

Outra característica boadesse método é que não há nenhum alimento proibido. Você também não precisará contar calorias, pesar seus pratos ou restringir sua alimentação, o que significa que será muito fácil de seguir. Isso não quer dizer que você estará livre para comer tudo. Você ainda precisará agir como um adulto. Certifique-se de estar comendo com moderação e poderá comer o que quiser: você poderá comer uma fatia de bolo de aniversário, mas não o bolo inteiro.

A única questão é que um jejum total de 24 horas poderá ser difícil para algumas pessoas, especialmente no início. Muitas lutarão para estender o período de tempo sem comida. A tendência é elas sentirem alguns sintomas como ansiedade, mau humor, fadiga e dores de cabeça, que passarão com o tempo. Por causa desses sintomas você pode ser tentado a encerrar seu jejum. É preciso apenas autocontrole para não deixar isso acontecer.

Se você está interessado em aprender mais sobre este protocolo poderá checar informações mais profundamente em**http://www.eatstopeat.org/**.

Dieta do Guerreiro

Este método começou com OriHofmekler. Esse protocolo é voltado para pessoas extremamente devotas e que gostam de seguir regras.

Quem o segue deve jejuar por 20 horas todos os dias, e então comer uma única e farta refeição todas as noites. Aquilo que você for comer e quando for, na grande refeição, é importante para esse protocolo. A filosofia por trás disso é baseada na premissa que uma vez que você fornece os nutrientes necessários para o corpo ele precisará sincroniza-los com seu ritmo circadiano. Presumindo-se que somos comedores noturnos.

Durante seu período diário de 20 horas em jejum, você estará focado em comer pouco. É permitido comer poucas porções de legumes cruz ou frutas, proteínas e sucos frescos. Isso ajudará a maximizar a resposta do mecanismo de ação e reação do sistema nervoso simpático, que ajuda a estimular a queima de gordura, impulsionar nossa energia e promover o estado de alerta.

Você poderá comer durante quatro horas, o que o criador chama de fase da gula, supõe-se ser à noite, e ajuda a maximizar a capacidade do sistema nervoso parassimpático de estimular a digestão, o relaxamento, a calma e a recuperação. Supõe-se também que seu corpo usará os nutrientes para uma auto reparação. Acredita-se que comer à noiteirá ajudar o corpo a produzir hormônios e a queimar gordura durante o dia. Você deve consumir grupos de alimentos específicos da maneira correta durante as quatro horas. Você deve começar com legumes, proteínas e gorduras. Depois disso, e se você estiver realmente com fome, você poderá acrescentar algum carboidrato.

Muitas pessoas irão se encantar por esse método porque o período de jejum permitirá a você comer alguns snacks, o que tonará um pouco mais fácil praticá-lo. A metodologia desse protocolo, bem como a seção de histórias de sucesso da website e muitos praticantes relatam aumento de energia e perda de peso.

Embora seja bom ter alguns snacksao invés de jejuar sem comida alguma, as diretrizes que você tem de seguir quando comer pode ser difícil. Um plano de refeições e protocolos rigorosos podem acabar interferindo na sua vida social. Também pode ser difícil comer uma única refeição à noite bem como seguir regras rigorosas sobre o que comer e quando. Isso é extremamente difícil para pessoas que não gostam de comer muito à noite.

Perda de Gordura Contínua

Este método de jejum intermitente foi criado por Dan Go e John Romaniello. Este é um ótimo método para viciados em academia, mas que gostam dos dias em que não malham.

Se você não está satisfeito com as dietas atuais, então este método é para você. Ele junta as melhores partes do protocolo leangains, dieta do guerreiro e eat stop eat em um único plano. Você também terá um dia livre toda semana, o qual será seguido por um jejum de 36 horas. Depois disso, o que sobrar do ciclo de sete dias será dividido em diferentes protocolos.

Go e Romaniello sugerem que você espere para fazer o jejum mais longo nos dias de maior correria, pois deixará você mais focado e produtivo. O plano requer também que você siga um programa de treinos para ajudá-lo a alcançar máxima queima de gordura de uma forma mais simples.

Os criadores dizem que apesar de todas as pessoas jejuarem todos os dias é o fato de isso ocorrer ao acaso que torna difícil obtenção de resultados.O Perda de Gordura Contínuadará protocolos de jejum para sete dias para que você possa obter um cronograma mais estruturado e aproveitar ao máximo os períodos de jejum.

Mas, por outro lado, se você não tiver aquele dia livre na sua rotina saudável, este pode não ser o seu método. Além disso, uma vez que o plano seja especificamente sobre um protocolo que contempla jejum e alimentação, ele pode acabar tornando-se bastante confuso para seguir. Então, pegue um programa que mostra como você jejuará e se exercitará cada dia, que ficará mais fácil para você.

Se você se interessou em seguir esse método, você pode encontrar mais

informações na website
http://omegabodyblueprint.com/.****

Jejuando em Dias Alternados

O método teve inicio com James Johnson, M.D. Essa é melhor para os seguidores de dieta mais disciplinados que têm um peso específico em mente para atingir.

É um método muito simples: você come bem pouco num dia e normalmente nos outros. Nos dias em que você comer muito pouco, ingerirá um quinto do seu consumo normal. Digamos que você segue a dieta das 2.000 calorias, nos dias de jejum, você consumirá entre 400 e 500 calorias.

Para tornar mais fácil suportar os dias de jejum, Johnson diz que é uma boa ideia consumir shakes como suplemento alimentar. Eles são reforçados com nutrientes importantes, e você poderá tomar goles ao longo do dia ao invés de dividi-lo em pequenas refeições. Mas, você só tomará esses shakes nas primeiras duas semanas de dieta. Passadas as duas semanas, você precisará comer comidas de verdade nos dias de jejum. Depois de jejuar, você poderá comer normalmente.*****

Esse método foca na perda de peso, então se é isso o que você está procurando fazer, é um bom protocolo para analisar. Em média, as pessoas que cortam suas calorias na faixa dos 20% a 35% percebem uma perda de mais ou menos um quilo por semana.

É fácil seguir esse método, pois simplesmente relaxanos dias em que você come normalmente. A melhor forma de você se manter na linha é planejar as suas refeições com antecedência. Dessa forma não irá se encontrar num drive-through com a barriga roncando.

O Método 16:8

Esse é o método mais comum de jejum intermitente, e ele pode funcionar bem para qualquer indivíduo.

Esse protocolo diz que você deve jejuar todos os dias por 16 horas restringindo assim sua alimentação a uma janela de oito horas. Durante essa janela, você poderá ingerir todas as calorias como de costume.

Esse método é tão simples quanto pular o seu café da manhã e permanecer sem comer até uma hora da tarde. Sua primeira refeição pode ser à uma da tarde e sua ultima refeição, às nove da noite. Você jejuaria então de nove da noite à uma hora da tarde do dia seguinte.

Algumas pessoas sugerem que as mulheres deveriam jejuar entre 14 e 15 horas por se sentirem melhores com jejuns mais curtos, mas tudo depende do seu corpo. Para pessoas que tendem ficar com fome pela manhã e gostam de uma boarefeição matutina, dessa forma, poderia acabar sendo difícil de fazer. Aqueles que costumam pular o café da manhã já o fazem instintivamente.

É permitido você ingerir água, café, assim como qualquer bebida não calórica durante o seu jejum. Isso diminuirá seus níveis de fome. Durante o período em que você pode comer deve procurar se ater, principalmente,àcomidas saudáveis. Você não perderá peso se comer apenas besteiras.

Essa é, provavelmente, a forma mais natural de jejum intermitente, e muitas pessoasa acham simples.

Método Crescendo: mulheres podem começar seus jejuns sem agravar seus hormônios ou abalar qualquer parte do seu corpo usando esse método. Ele é uma daquelas técnicas seguras para damas. Esse protocolo utiliza uma janela de 12 a 16 horas de jejum. Além do mais, mulheres podem aproveitar melhor jejuns que ficam entre 8 e 12 horas. Encaixe essas horas de jejum em alguns dias como terça, quinta e sábado. Esse pode ser o melhor método especialmente se você ainda não teve sucesso em outro programa de dieta. Depois de duas semanas, acrescente mais um dia de jejum ao seu protocolo.

A Dieta 5:2

Essa dieta é similar a de dias alternados no que diz respeito aos dois dias da semana,não consecutivos, você só vai comer 500 ou 600 calorias. Essa dieta foi popularizada pelo doutor britânico e jornalista Michael Mosley e que, às vezes, é referida como Dieta do Jejum.

Nos dias de jejum, mulheres podem consumir 500 calorias e homens, 600 calorias. Uma semana nessa dieta poderia ser assim: na segunda você come duas refeições pequenas que somadas dão a sua quantidade específica de calorias, na terça e quarta você come normalmente, então na quinta-feira você jejua novamente como na segunda e na sexta, sábado e domingo você come normalmente.

Embora estes sejam os métodos mais populares de jejum em termos de resultados, há ainda muitos outros por aí. Para pessoas que gostam de consumir líquidos e métodos menos rígidos, há um protocolo conhecido como comendo intuitivamente. Mark Sisson, o proponente da dieta primitiva, sustenta a teoria de comer quando estiver com fome. Contudo, algumas pessoas acreditam que isso poderia acabar levando a comer demais uma vez que o corpo faminto induz à escolha de alimentos mais calóricos.

Qualquer pessoa que tenta jejuar tem que ter uma elevada consciência corporal. Se seu método não está funcionando para você, ou se está precisando apenas beliscar alguma coisa para aguentar seu jejum, isso é perfeitamente normal. O seu corpo levará algum tempo para se ajustar à nova forma de se alimentar, e algumas pessoas precisarão de mais tempo do que outras. Os hormônios desempenham um papel importante nisso também. Por causa dos hormônios, às vezes é mais difícil para as mulheres manterem seus programas do que para os homens.Inicie com jejuns mais curtos e lentamente comece a prolongar esses períodos. Se isso não te ajudar, tente um protocolo diferente, ou você terá que aceitar o fato de que o jejum pode não ser para você.

*Jejum intermitente não é para todo mundo, então tudo bem se nenhum deles parece ser o certo para você.

**Seus objetivos pessoais e estilo de vida precisam ser considerados quando você for escolher o método.

***Esse não deveria ser confundido com o protocolo 16:8. Embora semelhantes, o Leangains engloba exercícios.

****Para pegar o protocolo atual para essa dieta você terá que comprar o livro. A website tem a estrutura precificada em $97 dólares. Se você tem dinheiro e quer comprar esse método em especial, vá em frente, mas, provavelmente haverá um protocolo diferente que funcionará para você de forma que não precisará comprar coisa alguma.

*****Se seu programa adicionar exercícios à sua rotina, você poderá encontrar dificuldades para fazê-los nos dias de baixas calorias. Se você se exercitar nesses dias, pegue leve.

Pulando Refeições

Se você quer experimentar as vantagens do jejum intermitente, mas tem horários irregulares ou não tem certeza se isso é para você, tente pular algumas refeições e aplique a técnica que pensa ser boa para você. Acostumar-se com uma rotina de jejum é mais importante do que obter grandes resultados.

Pulando refeições, você poderá ver por si mesmo o quão fácil é ojejum intermitente. Conforme você jejua, poderá facilmente fazer mudanças na sua rotina. Como já discutimos, existem diversos tipos de jejum intermitente que você poderá experimentar. Você só precisa tomar conhecimento de qual protocolo você se adapta melhor.

Enfrentando a Fome

Jejuar é uma pratica comum, mesmo que esteja se tornando popular apenas para perda de peso. Pessoas que seguem as práticas do jejum por razões religiosas sabem como controlar suas fomes intensas. Mas, há aqueles que não estão acostumados a jejuar e têm que encontrar meios de lidar com esse problema. A maioria das pessoas tem o habito de comer em horários regulares ao longo do dia, o que pode trazer desconforto quando o apetite atacar.

Este capitulo lhe dará caminhos para lidar com a fome quando você começar a praticar o jejum intermitente.

Sua Mentalidade

A primeira coisa em que vamos por um ponto final é que você não vai morrer de fome por causa do jejum intermitente. Ter essa mentalidade temerária acabará funcionando como uma profecia auto realizável.

Se vocêestá apenas há alguns minutos emjejum, está morrendo de fome, e se convence de que é completamente impossível, e fica obcecado pela próxima refeição, isso não acabará bem.

O corpo evoluiu para ser capaz de aguentar horas de jejum. Há um estudo escocês, embora seja um caso muito extremo, um homem de 27 anos que ficou 382 dias sem comer, terminou perdendo 124 quilos e não sofreu nenhum efeito colateral. Ele iniciou esse processo pesando 206 quilos.*

No momento em que o estudo terminou, ele havia perdido 124 quilos. Se você parar para pensar, não há, na verdade, nenhuma razão evolutiva para comer de três a cinco refeições por dia. Na natureza, ninguém tem garantia de três a cinco refeições ao dia. Ter essa abundância de alimentos tornou-se possível a partir dos últimos anos.

Fome Física versus Fome Psicológica

Cientistas das universidades de Columbia e Rockfeller localizaram células no estômago que regulam o apetite liberando um determinado hormônio. Segundo LeSauter, um dos cientistas, o "ritmo circadiano permite aos animais antecipar eventos rotineiros em vez de apenas reagir à eles. As células que produzem a grelinatêm ritmo circadiano que, presumivelmente, sincroniza a antecipação da necessidade de alimentos com o ciclo metabólico."

Tudo isso significa que comer um determinado número de refeições em determinados horáriosdurante o dia é um comportamento treinado, e não natural.

Fome Física:

- Ocorre gradualmente e pode ser postergada.
- Qualquer comida pode satisfazê-la.
- Uma vez satisfeito, você para de comer.
- Trás satisfação, e não culpa.

Fome Psicológica:

- Ocorre de repente, com sentimento de urgência.
- Cria um desejo específico, como sorvete, pizza ou chocolate.
- Você come mais do que comeria normalmente, se sente cheio e desconfortável.

- Você acaba sentindo culpa.

Depois de um tempo acreditamos que estamos com fome, mas na verdade experienciamos a fome psicológica. Uma vez que você está apto a perceber isso, então ficará claro que tudo o que será necessário é um pouco de desconstrução até que você adeque o seu protocolo de jejum intermitente.

Equilibre seusMacro

Macronutrientes são as proteínas, carboidratos e gorduras presentes na sua alimentação. O criador do Leangains, Martin Berkhan, afirmou que as pessoas acabam fraquejando no jejum porque elas diminuem demais seu carboidratos, que é a causa de eles entrarem em cetose. E isso é em detrimento das séries de atividades de alta intensidade de curta duração.**

É recomendado que você ingira no mínimo 0,6 gramas de carboidrato por quilo para garantir que você não entre em cetose. Algumas pessoas acharão que consumir grandes quantidades de carboidratos ajudará a fazer com que elas se sintam saciadas. A gordura ingerida deve estar por volta dos 25 a 30 por cento do total de calorias consumidas.

Não Confunda Fome com Desidratação

A fome tende a ser muito confundida. Na maioria das vezes a fome está lhe dizendo para beber água. Quando você sente fome, beba água primeiro. Isso te ajudará a ingerir a quantidade necessária, certifique-se de que terá uma garrafa de água com você o dia todo.

Chá e Café

Chá e café são boas bebidas não calóricas que podem te ajudar a manter a fome fora do seu pensamento. Chá verde tem muitos nutrientes saudáveis e há diversaservas das quais você poderá obter diferentes sabores que levarão seu cérebro a pensar que você está comendo alguma coisa.

Refrigerantes, Chicletes e ÁguasSaborizadas Sem Açúcar

Embora adoçantes artificiais não sejam a melhor coisa para você, eles são uma opção quando você quer algo além da água estando ainda em jejum.São bons meios para enganar seu cérebro e evitar a fome. Mas, como tudo, consuma com moderação.

Psyllium

Psyllium pode soar um pouco estranho, mas ela é um suplemento de fibra que te ajudará com a fome. Seja pelo sabor de menta que deixará tudo o que você comer com um sabor horrível, oupor te livrar de todos os sabores deixados em sua boca.

Mantenha-se Ativo

Preencha todo o seu dia com coisas que você gosta. Se mantenha imerso em atividades, especialmente durante as últimas horas de jejum. Seis ou sete horas voam quando você está em constante movimento.

Qualquer coisa que você encontrar para fazer, uma caminhada enquanto escuta música ou um áudio livro. Quando você faz isso, você acaba queimando uma gordura extra. A maioria das pessoas tende a cair de cara na TV ou mídias sociais. Pessoas comem porque estão entediadas, então isso não vai te ajudar a afastar-se da fome. Logo, mantenha-se produtivo.

Durma Bem

Uma noite de sono ruim está associada a uma diminuição dos níveis de leptina e aumento dos níveis de grelina, o que quer dizer apenas que você estará com mais fome.

Um estudo observou em dois grupos, que tinham que consumir uma dieta deficitária de 700 calorias, as diferenças nas durações de seus sonos. O grupo um dormiu oito horas e meia, e teve uma perda de 50/50 gordura e massa magra. O outro grupodormiu por cinco horas e meia e perdeu 20/80 de gordura e massa magra.

O estudo também encontrou que se você dormir regularmente seis horas por noite durante duas semanas seguidas, você perceberá um declínio no seu desempenho físico e mental igual ao de quem fica acordado por 48 horas. Dormir é fundamental não só para o jejum, mas para todos os aspectos da vida.

Você Pode Comer Isso Mais Tarde

A melhor coisa sobre jejuar é que você vai comer quando chegar a hora. Embora você não possa comer um lanche agora, você poderá comê-lo mais tarde.

A fome, quando você inicia o jejum intermitente, durará apenas poucas semanas até seu corpo se ajustar. Esses passos devem te ajudar a passar os momentos mais difíceis. A maioria das pessoas perceberá que não está com fome o tempo todo por volta da quarta ou oitava semana no jejum intermitente, então o momento mais difícil mesmo está entre a primeira e a segunda semana.

*Não tente isso por conta própria. Este homem foi supervisionado clinicamente durante seu jejum, e lhe foi dado doses diárias de água e multivitamínicos.

**entrar em cetose não é uma coisa ruim, e você ainda pode jejuar quando consome uma alimentação baixa em carboidratos, a qual discutiremos mais adiante no livro. Isso é, principalmente, para as pessoas que seguem o método leangains porque envolve muitos exercícios.

Você Deve Jejuar?

Jejuar pode ser um estilo de vida eficiente, mas pode não ser para todas as pessoas. Jejum intermitente é uma ferramenta que você pode utilizar em determinados contextos.

Então, qual seria o contexto correto para jejuar?

Algumas pessoas ainda gostariam de argumentar que o melhor momento foi no passado, e a maioria dessas pessoas acredita que não há sentido algum em jejuar hoje em dia. Nossos ancestrais jejuavam porque não existiam alimentos industrializados, então eles não tinham que se preocupar com a disfunção metabólica. Seus exercícios eram intensos e curtos, já os prolongados eram infrequentes e com menor intensidade. Eles tinham estresse agudo ao invés de crônico. Comiam uma ou duas grandes refeições, o que era normal, por causa de sua necessidade de caçar e colher.

Nós não podemos voltar àqueles tempos, então temos que fazer o que podemos com nossos recursos atuais. Tente ficar longe de alimentos industriais, se exercite como aqueles caçador-colhedores, e limite o estresse crônico através do sono, da exposição ao sol e fazendo coisas que te fazem feliz; e afaste-se de coisas que apenas suprimem sua alma. Uma vez alcançado esse estado, você poderá começar a brincar com o jejum intermitente.

Qual seria o contexto errado para jejuar?
Uma dieta mal planejada. Você precisa ter certeza de ter seu regime sob controle.
Você precisa ter certeza de que está em um bom momento: emocionalmente, mentalmente e fisicamente. Perceba todos os aspectos positivos e negativos de sua vida e descubra o que pesa mais em você. Certifique-se de lidar com todas essas coisas antes de fazer uma grande mudança como o jejum. O jejum intermitente é um tipo de estresse, e adicionar um novo estresse à sua vida sem ser capaz de lidar com o que você já tem,o tornará apenas mais um agravante.

Sempre Faminto

Se você tende a comer rápido e bastante antes que o cérebro tenha consciência de que você está satisfeito, ou você simplesmente percebe que nunca está saciado, o jejum intermitente pode ajudá-lo.

Uma vez que você não pode comer o tempo todo, seus hormônios da fome darão uma freada. Então, o corpo entrará num balanço hormonal mais adequado, o que ajudará você a ter uma boa noção do seu apetite.

Pré-diabéticos

Se lhe foi dito que você corre o risco de desenvolver diabetes tipo 2, pergunte a seu médico se seria do interesse dele você tentar o jejum intermitente. Essa dieta pode acabar ajudando as suas células a se tornarem mais sensíveis à insulina. A razão para isso é porque toda vez que você comer o corpo liberará insulina numa tentativa de mover o açúcar do seu sangue para dar energia à suas células.

Pessoas que têm sido diagnosticadas como pré-diabéticas possuem resistência insulínica, o que significa que os seus sistemas não estão funcionado como deveriam e seus níveis de açúcar no sangue estão sempre elevados. Ficar bastante tempo sem comer pode ajudar porque evitará que seu corpo fique liberando insulina.

Você Sofre o Efeito Platô

Quando você está trabalhando para perder peso, mas sofre o efeito platô, o jejum intermitente poderá funcionar como um ponta pé inicial para seu metabolismo. Quando você não come, seu corpo passará a focar na gordura como combustível, pois não terá acesso a glicose.

Você está sob Medicação para Açúcar no Sangue

Se você está atualmente tomando insulina ou remédios como metformina, você tem que comer regularmente, então é de seu interesse evitar o jejum intermitente. Quando você toma esses tipos de medicaçõesdar um intervalo muito grande entre as refeições pode reduzir muito o seu açúcar no sangue, o que pode acabar sendo muito perigoso.

Carboidratos Vazios

Embora você esteja teoricamente liberado para comer qualquer coisa que quiser durante a janela de alimentação do seu protocolo, exagerar em carboidratos poderá causar problemas para manter os níveis de açúcar no sangue estáveis. Em particular, carboidratos refinados farão seu açúcar no sangue subir causando um pico de insulina, e então você terá um inevitável colapso. Então, se você começar a jejuar por longos períodos de tempo e consome muitos carboidratos, você acabará ficando irritado e faminto.

Você Sofre ou já Sofreu de Distúrbio Alimentar

Qualquer pessoa que já lutou contra anorexia ou bulimia precisa evitar o jejum intermitente. Quem tem histórico de distúrbio alimentar que envolveu restrição ou compulsão e limpeza precisa ficar longe de qualquer tipo de protocolo. Psicologicamente, jejum intermitente pode imitar uma fase restrita e compulsiva do passado. Isso pode fazer aquele seu distúrbio se manifestar.

Grávidas ou quem Planeja Engravidar

Gravidez não é momento para procurar perder uns quilinhos. A menos que seu médico lhe diga o contrário, tente focar em consumir o tanto de nutrientes que puder no decorrer do dia, todos os dias.

Embora essa não seja uma lista na qual conste todos aqueles que podem ou não experimentar o jejum intermitente, ela pode te dar uma boa ideia se você pode ou não fazê-lo. Se você ainda não tem certeza, converse com seu médico.

Dieta Cetogênica e o Jejum Intermitente

A dieta cetogênica é uma dieta nova para perda de peso muito popular que vem com uma longa lista de benefícios, muito parecido com jejum intermitente. Tanto é que se você estiver dando uma pesquisada no jejum intermitente ou na dieta cetogênica são grandes as chances de cedo ou tarde aparecer uma propaganda de um ou de outro. Muitas pessoas combinam os dois planos para perda de peso para maiores resultados.

Essas duas propostas complementam-se muito bem. Na verdade, você pode ampliar os benefícios da dieta cetogênica ainda mais por incorporar o jejum intermitente. Quando essas duas dietas estão juntas paralelamente, você obterá esses maravilhosos benefícios:

1. Eliminação das células pré-cancerosas ou cancerígenas.
2. Mudança rápida para cetose nutricional.
3. Diminuição do tecido adiposo.

4. Aumento da expressão genética para aumento da expectativa de vida com mais saúde.
5. Limpeza e reparação celular apoptótica e autofágica.
6. Melhora a sensibilidade insulínica.
7. Diminuição de inflamações e estresse oxidativo.
8. Melhora da neuroproteção e dos efeitos cognitivos.

Combo Cetose e Jejum

O principal objetivo da dieta cetogênica é entrar em cetose. Presume-se que seu corpo começará a funcionar com cetonas desde que você restrinja sua ingestão de carboidratos, isso quer dizer que seu corpo já está "jejuando" de carboidratos e glicose. Ela trabalha imitando o jejum e toma lugar quando você não come.

Uma vez que seu objetivo seja a cetose, o jejum intermitente irá apenas acelerar o processo.A dieta cetogênica também é capaz de tornar o jejum intermitente mais executável, uma vez que o corpo se adaptará ao jejum sob o efeito das cetonas. A maioria das pessoas começa a comer com menos frequência quando elas seguem a dieta cetogênica por causa do alto nível de saciedade, então as pessoas sob cetose se acostumarão com uma janela maior sem se alimentar do que as outras pessoas.

Evite os Efeitos Colaterais das Cetonas

Se você está apenas no inicio da dieta cetogênica ou está voltando a praticá-la, começar com o jejum intermitente te ajudará a evitar alguns dos mais comuns e desagradáveis efeitos colaterais, como a gripe cetogênica, que é quando você esgota seus estoques de glicose alterando para a queima de cetonas.

Por outro lado, comendo alimentos cetogênicos você torna seus períodos de jejum mais flexíveis. Veja alguém que coma uma dieta alta em carboidratos. Eles provavelmente terão um pouco mais de dificuldade quando iniciarem o jejum intermitente porque seus corpos estão em constante mudança entre os combustíveis glicose e cetona. Seguindo a dieta cetogênica durante seus períodos de alimentação, seu corpo funcionará constantemente com cetonas.

Perda Rápida de Gosdura

Uma das principais razões das pessoas começarem o jejum intermitente é perder peso. Isso porque o jejum ajudará você a se afastar de vários platôs de diferentes formas:

- O corpo é feito para ingerir uma quantidade limitada de calorias de uma só vez permanecendo satisfeito, então quando você limita sua janela de alimentação à limites naturais, você limitará sua ingestão de calorias.

- Ter uma janela pequena de alimentação eliminará qualquer lanche desnecessário, especialmente os noturnos.

- Praticar a dieta cetogênica e entrar em cetose te ajudará a reduzir o apetite e aumentará seus níveis de saciedade. O jejum intermitente se tornará muito mais fácil trabalhando dessa forma em vez de você consumir alimentos cheios de carboidratos que só aumentam os lanches e as vontades de comer.

Enquanto você estiver consumindo gorduras boas, seu corpo queimará todos os estoques de gordura para obter energia durante seu jejum e sua janela de alimentação.

Estabiliza o Açúcar no Sangue

Quando você alterna entre cetonas e glicose para obter energia, você acaba causando picos de açúcar no sangue, o que leva a fadiga cerebral, a diminuição de energia, mudanças de humor e a muitos outros efeitos colaterais nada divertidos.

Qualquer pessoa que come sob esses padrões pode acabar exprienciando esses sintomas quando jejua, mas aquelas que seguem a dieta cetogênica serão capazes de evita-los por permanecerem em cetose até mesmo quando se alimentam.

Você se tornará Auto Curável

O jejum intermitente cria um fenômeno maravilhoso conhecido como autofagia, sobre o qual falaremos mais tarde. Isso significa literalmente comer suas próprias células e tecidos, mas de uma maneira boa. Essa é forma de o corpo limpar a casa, eliminar as toxinas e compostos nocivos e reciclar proteínas danificadas.

Diferentes processos de autofagia acontecerão quando duas coisas específicas ocorrerem em seu corpo:

1.	Quando o corpo estiver em abstinência de alimento.

2.	E quando os carboidratos e as proteínas forem restringidos.

Essas duas coisas acontecem quando você pratica a dieta cetogênica ou jejum intermitente. Quando você combinar os dois será capaz de colher todos os benefícios da autofagia de maneira saudável e eficiente.

Dicas de Dieta Cetogênica e Jejum Intermitente

Se você estiver interessado em unir a dieta cetogênica ao jejum intermitente, aqui vão algumas dicas para ter sucesso:

•	Certifique-se de que você está comendo o suficiente. O jejum intermitente lhe dará um caminho natural para você reduzir a quantidades de vezes que você come durante o dia, mas tenha certeza de comer os alimentos nutricionalmente cetogênicos para que você não cause nenhuma deficiência ou problemas metabólicos. Use algum aplicativo ou website para calcular a quantidade de calorias ideal que você deverá ingerir e consuma os macronutrientes que lhe são permitidos.

• Meça seus níveis de cetona. Embora o jejum seja capaz de te ajudar a se manter em cetose, é importante que você não coma excessivamente proteínas ou carboidratos ou faça qualquer coisa que o tire da cetose. Mantenha o controle de suas cetonas para que você permaneça em cetose.

Jejum Intermitente, Vegetarianismo e Veganismo

Se nós fizermos uma pesquisa com dez veganos sobre qual seria sua dieta ideal, seria uma aposta segura dizer que ao menos nove diria "alimentos integrais à base de plantas" (wholefoodsplant-based, sigla WFPB). Esse é o tipo de dieta que os vegetarianos e veganos empenham-se ao máximo para seguir. Está no topo da lista.

Mas mesmo até para os mais rigorosos seguidores daWFPB, ela pode não ser o suficiente. Há ainda algum esforço para chegar ao peso ideal ou eles estão procurando levar suas dietas um passo à diante.

Existem muitos seguidores da WFPB que sentem que estão fazendo algo errado. Apesar de segui-la e se sentirem bem, não estão perdendo nenhum peso extra. Essa é, provavelmente, uma das histórias mais relatadas em todas as formas de dieta.

É aqui que o jejum intermitente pode ajudar veganos e vegetarianos. Como essas duas dietas podem trabalhar juntas? Quando uma dieta de alimentos integrais à base de plantas é combinada com o jejum intermitente, você obtém um grande impulso de benefícios anti-inflamatórios, e isso pode, futuramente, reduzir seus riscos de desenvolver doenças mais do que qualquer outra abordagem feita por si mesmo.

Quatro Razões para Incluir o Jejum Intermitente à sua Dieta à Base de Plantas

1.   É simples. Você não precisará ingerir qualquer suplemento extra, e você estará simplificando a preparação e o planejamento de suas refeições porque não precisará comer com tanta frequência.

2.   É efetivo. O jejum intermitente comprova por si mesmo ser tão efetivo quanto a dieta de restrição calórica na ajuda com perda de peso.

3.   Sua atenção e seu humor melhorarão. Eu sei que muitas pessoas ficam irritadas quando não comem, mas

com a prática, jejuar vai melhorar sua atenção e humor.

4.   Você perderá peso enquanto mantém sua massa muscular. Infelizmente, na maioria das vezes quando alguém perde peso ele está perdendo músculo e gordura. O jejum intermitente preserva os músculos mais do que a dieta com restrição de calorias.

O que Esperar

Perder peso quando você segue uma dieta à base de plantas unida ao jejum intermitente é similar a uma dieta baixa em calorias. Se você se mantiver consistente, será capaz de perceber uma perda de um ou dois quilos por semana.

O jejum intermitente pode acabar funcionando melhor para algumas pessoas do que aquelas dietas regulares com restrição de calorias ou qualquer outra. As chances disso são apenas porque você está apto a segui-lo consistentemente. A verdade é que se você não se mantiver consistente, não perceberá nenhuma mudança de peso.

Você deveria ver o jejum intermitente como uma mudança de estilo de vida, e não como uma coisa que você fará por algumas semanas para alcançar seu peso desejado ou para entrar eu seu pequeno vestido preto. O jejum é algo que você pode e deve fazer pelo resto de sua vida, da mesma maneira que segue uma dieta à base de plantas.

Uma vez alcançado o seu peso desejado, você pode mantê-lo sem jejuar como antes ou encurtar sua janela restritiva.

Como você pode ver, não importa se você segue uma dieta vegana, vegetariana, cetogênica ou que você comao que quiser, o jejum intermitente pode ser encaixado em qualquer regime sem preocupação com efeitos colaterais.

Exercícios e Jejum Intermitente

Alimento é combustível. Então, o que precisa acontecer com o seu programa de exercícios se você não seguir o padrão das três refeições e lanches extras do dia a dia?

Há uma pegadinha na união do jejum intermitente com os exercícios. O momento em que você come desempenha um papel importante nos seus treinos. É muito arriscado se exercitar num períodonoqual você não tenha comido nada? Vamos descobrir.

Eles Formam umConjunto?

Não importa se você está correndo na calçada ou fazendo alguns agachamentos, seu corpo usa principalmente estoques de carboidratos e glicogênio para dar energia ao exercício. A única exceção acontece quando você esgota suas reservas de glicogênio, o que pode acontecer se você não comer por um longo período de tempo. Quando isso acontece, o corpo tem de encontrar e queimar outras fontes de energia, como por exemplo, gordura. Essa é a razão de um estudo publicado no

British jornal ofNutrition, que fez um homem correr antes de comer o café da manhã, ter descoberto que ele acabou queimando 20% a mais de gordura do que o que correu depois de ter se alimentado.

Alguns estudos descobriram que o corpo também usa proteína como fonte de energia quando ele não tem carboidratos disponíveis. Isso significa que seu corpo começará a queimar massa muscular. Isso pode assustar, mas se você montar corretamente seu programa, você não precisará se preocupar com isso.

Você não precisará desistir dos treinos difíceis. Manter uma rotina de exercícios regulares é extremamente importante para um estilo de vida saudável, tanto mental quanto fisicamente. Aqui vão cinco formas de você estruturar seus treinos de modo que você perceba ótimos resultados sem queimar músculos.

1. Planeje suas refeições baseado em seus exercícios.

Uma boa maneira de avaliar aintensidade de seus exercícios é prestar atenção na sua respiração. Se você planeja se exercitar com rapidez, você precisa ser capaz de manter uma conversa sem muita dificuldade. Algo como uma leve corrida ou um tempo no elíptico seria uma boa ideia. Enquanto estiver treinando certifique-se de estar ouvindo seu corpo e pare se começar a sentir uma leve tontura ou desorientação. Se você acabar aumentando muito a duração ou a intensidade, seu treino pode acabar tornando-se forçoso.

Outra opção, ao invés de deixar seus jejuns te segurarem, planeje suas refeições de forma que você possa se exercitar quando bem entender. Segundo Vincent Pedre M.D., cardio pode ser praticado com o estomago vazio, o que quer dizer que reservar a aula de spin pela manhã ou ir para uma corrida funciona perfeitamente se você estiver em jejum. Mas, é crucial que você coma os alimentos corretos na noite anterior.

Quando você conhece seus exercícios, você precisa pensar sobre seus planos de refeições no dia anterior, dependendo do quão será intenso seu treino. Se você está planejando uma sessão de cardio pela manhã, será interessante para você estocar glicogênios advindos de carboidratos complexo na noite anterior. Cardio nunca deve ser feito com o estomago cheio, porque parte importante do fluxo sanguíneo acabará indo para o sistema digestivo para a absorção dos nutrientes. O importante é planejar com antecedência para que sua nutrição seja capaz de atender as demandas que seu treino exigirá do seu corpo.

2.   Uma vez alimentado, treine em alta intensidade.

Se você está seguindo um programa como o leangains, quer dizer que você tem regras rigorosas sobre quando programar os horários de suas refeições em virtude de seus treinos para obter o efeito máximo da queima de gordura enquanto ainda estiver alimentado. Basicamente, quanto mais próximo da sua última refeiçãovocê puder colocar sua sessão de exercíciosintensos a moderados, melhor será. Dessa forma seu corpo terá algum carboidrato restante para queimar e energizar seus treinos, também diminuirá o risco de você ter uma redução nos níveis de açúcar no sangue. Sempre tenha um snack rico em carboidratos depois dos treinos de alta intensidade, pois seus músculos estarão sedentos por glicogênio.

3. Deleite-se com alimentos ricos em proteínas.

Se seu objetivo é construir músculos extraordinários, você irá querer comer antes e depois de seus treinos. Embora um snack de pré-treino lhe dê energia, consumir proteína regularmente é também vital para a síntese muscular durante o dia e logo após você ter um treinamento forte, porque é quando seus músculos estarão precisando de aminoácidos para se repararem e crescerem. Quando você está seguindo um protocolo de jejum intermitente, seu timing é super importante. Tenha certeza de que você programou suas sessões de treinos de força de forma que eles fiquem entre duas refeições ou pelo menos dois snacks. Certifique-se de que suas refeições atinjam suas necessidades proteicas.

4.   Snacks são amigos.

A maioria dos métodos de jejum intermitente permitirá que você tenha tanto lanches quanto snacks durante seus períodos de jejum, então permite-se aproveitar dessa flexibilidade. Consumir um snack ou uma refeição três ou quatro horas antes de começar seus exercícios, ou uma a duas horas,para quemtem baixa taxa deaçúcar no sangue, ajudará a garantir que tenha toda energia que precisa. Tente focar em refeições que combinemproteínas e carboidratos de ação rápida. Uma boa ideia seria uma torrada integral com manteiga de amendoim e banana. Garanta que dentro das duas horas do fim da sessão você comerá um bom snack pós-treino que tenha 20 gramas de carboidratos e proteínas para ajudar a promover o crescimento muscular e a repor os estoques de glicogênio para que você se mantenha energizado.*

5.   Qual treino você deve escolher?

O que eu estou pronto para lhe contar irá contradizer o que disse no ponto dois, mas existem pessoas diferentes em todo o mundo logo seus corpos irão reagir de maneiras diferentes ao jejum.

A menos que você esteja sentindo leves tonturas constantemente durante seu jejum, você pode se exercitar para alegria do seu coraçãozinho. Isso inclui levantamento de peso, cardio ou outra coisa qualquer. O Dr. Dominic D'Agostino, Ph.D. da Universidade do Sul da Flórida, disse que os atletas de levantamento de peso de alta performance disseram-lhe que obtém seus picos de força entre 16 e 20 horas em jejum. Jejuar ajuda as pessoas a se sentirem mais focadas e lúcidas.Quanto mais você jejua, mais fáceis as coisas se tornam e mais benefícios você acaba obtendo.

Agora, se você consome uma dieta pesada em carboidratos poderá acabar tendo problemas se fizer exercícios super intensos, como CrossFit, ao final do seu período de jejum. Isso porque há uma grande chance de você ficar sem combustível e acabar se sentindo mal. Pessoas que consomem poucos carboidratos não devem ter esse problema.

6. Quando desacelerar.

Como tenho repetido, quando você se exercita durante o jejum nada é mais importante do que realmente ouvir seu corpo. O maior risco é sofrer uma baixa extrema do açúcar no sangue. Quando você está iniciando seu método de jejum intermitente, provavelmente ficará longe daquelas aulas de alta intensidade até algumas horas depois de ter comido. O açúcar no sangue acabará sendo usado mais rapidamente, e você corre o risco de desmaiar.

Isso pode soar um pouco assustador, mas simples planejamento pode te ajudar, conforme explicado no ponto um. Aqui têm mais algumas informações sobre planejamento que podem te auxiliar. Não importa sepassaram 14 ou 16 horas da ultima vez que você comeu até sua próxima refeição, o importante é o que será e como ela vai se encaixar no seu programa de exercícios. Exercitar-se e jejuar é muito fácil quando você consome refeições repletas de vegetais ricos em fibras, gorduras saudáveis, carboidratos complexos e proteínas.

*Embora algumas pessoas sofram com níveis baixos de açúcar no sangue enquanto jejum e exercitam-se, não é assim com todas as pessoas. É perfeitamente seguro se exercitar durante o jejum desde que você preste atenção em como está se sentindo. As pessoas que praticam a dieta cetogênica se exercitarão durante seus jejuns para impulsionar a cetose, e a maioria não terá complicações alguma.

Dicas e Truques

Não há dúvidas do quão é benéfico o jejum intermitente. Contudo, preparar-se para esse tipo de dieta pode ser intimidador. Sem mencionar que nossos corpos precisarão fazer ajustes significantes para se adaptar ao novo modo de alimentar-se. Aqui estão algumas dicas e truques para te ajudar a definir seu caminho para o sucesso no jejum intermitente.

Escolha o tipo de jejum intermitente correto para você

Sim, jejum intermitente é vantajoso e efetivo, mas não para todas as pessoas. Pense muito profundamente sobre o jejum antes de você se engajar. Considere seu nível de autodisciplina, sua atual relação com comida, qualquer atividade que possa tornar difícil seu jejum, seu estilo de vida e a frequência e intensidade dos seus treinos.

Comece com objetivos pequenos

Sua transição para o jejum intermitente pode ser muito difícil. Então, aqui vai um truque. Tente alterar seu café da manha para uma hora mais cedo toda semana. Antes que perceba, você estará jejuando 16:8 ou 14:10 sem muito esforço.

Comece seu dia com água

Quando você sente sede, seu corpo envia sinais para seu cérebro para dizer à sua mente que você precisa de água. Ignorando os sinais de sede, seu corpo começa então a enviar sinais de fome ao cérebro. Então, ele começa a procurar comida com urgência para satisfazer sua fome. Então, para evitar isso, comece seu dia bebendo líquidos, pelo menos 500ml ou mais de água. Beber pelo menos um litro e meio de água é uma boa forma para saciar suas necessidades corporais de hidratação das últimas oito horas. Isso deve ser o suficiente para manter longe o sentimento de fome por pelo menos algumas horas extras todas as manhãs. Água não só fará você sentir-se saciado durante seu jejum, mas também é semelhante a estar satisfeito. Torne um objetivo beber ao menos uma garrafa de água todos os dias.

Transição para o Jejum Intermitente

Se você costuma comer religiosamente três refeições ao dia o jejum intermitente pode parecer bastante intimidante. Muitas pessoas nem imaginam como começar ou acabam parando logo após iniciarem seus métodos. Então esse capítulo lhes dará uma fácil e nada intimidante maneira de iniciar o jejum intermitente.

O que deve ser feito é alimentar-se em uma frequência diferente por mais de uma semana ou de forma que você não cause impacto em seu sistema. O que estou querendo dizer é que você pode levar o tempo que precisar, mas uma hora ou outra terá que começar a jejuar.

Você sabe o que é o jejum intermitente, você chegou até aqui, então você deveria praticá-lo, porém lembre-se de que ele diz respeito à frequência das refeições, ele não ira te dizer o que comer, mas quando.

Nesse capítulo analisaremos o método 16:8. Basicamente, você continuará cortando sua janela de alimentação cada vez mais até começar a perde peso. Uma vez alcançado seu peso ideal, você começará a aumentar sua janela de alimentação.

Frequênciavs Dieta

O jejum intermitente é a frequência com que você se alimenta. Sua forma particular de alimentar-se que pode ser vegetariana, cetogênica, mediterrânea, alimentos integrais ou o que você quiser. O que você come é você quem decide, não posso fazer isso por você, e você não tem que ter uma dieta particular para seguir quando estiver jejuando. Essa é uma das melhores coisas do jejum intermitente.

A melhor coisa a fazer quando está iniciando no jejum intermitente é focar nafrequência de sua alimentação, ao invés de ficar escolhendo uma forma de se alimentar.Mas se você quer mudar sua forma de se alimentar também, para algo mais saldável, você pode fazer pequenas mudanças como barrinhas de cereais em vez de biscoitos ou frutas no lugar de sorvete.

Agora, se você é o tipo de pessoa que realmente gosta de mudanças, poderá ir com tudo e mudar sua rotina e maneira de alimentar-se ao mesmo tempo. Mas tenha em mente que isso será muito difícil. Você poderia focar na mudança da sua forma de comer antes de começar a dar atenção para sua janela de alimentação, ou o que funcionar melhor para você.

Transição

- Um Método Inicial Orientado por Metas

Então aqui está como você pode iniciar no jejum intermitente da maneira mais fácil possível:

Primeiro, descubra qual é sua atual janela de alimentação. Digamos que normalmente você tenha sua primeira refeição ou lanche por volta das oito da manhã e a sua ultima, fica por volta das 11 da noite.

Isso faz com que sua janela de alimentação seja de 8 da manhã às 11 da noite. Isso é uma janela de 15 horas.

Agora, você tem que descobrir qual a janela que deseja e o quão rápido você quer alcançar seu objetivo. Digamos que você queira uma janela de seis horas, ou seja, comer entre três da tarde e nove da noite, num período de tempo de duas semanas.

Você tem que descobrir agora, como fará isso acontecer. Nesse cenário, você pode começar a cortar sua janela de alimentação em uma hora por dia. O que significa que na segunda-feira você começa a comer às nove da manhã. Na terça-feira, às dez, e assim por diante. Você também terá que diminuir todos os diasa hora de parar de comer. Na terça você pode parar de comer por volta das 9:30 da noite. Um exemplo desse protocolo seria:

Semana 1:

Segunda-feira – 9 AM a 11 PM
Terça-feira – 10 AM a 11 PM
Quarta-feira – 11 AM a 10 PM
Quinta-feira – 12 AM a 10 PM
Sexta-feira – 12 AM a 9 PM
Sábado – 12:30 PM a 9 PM

Domingo – 12:30 PM a 9 PM

Semana 2:

Segunda-feira - 1 PMa 9 PM

Terça-feira - 1:30 PM a 9 PM

Quarta-feira - 1:45 PMa 9 PM

Quinta-feira - 2 PM a 9 PM

Sexta-feira - 2:30 PMa 9 PM

Sábado - 2:45 PM a 9 PM

Domingo - 3 PM a 9 PM

Suas alterações serão pequenas e começam próximas dos seus horários atuais porque começará a ficar difícil. Conforme você se aproxima do seu objetivo, estará ganhando pequenas vitórias a cada dia, o que te levará cada vez mais a alcançar seu propósito.

Esse método ajudará a aliviar muitos desconfortos que podem ser causados por entrar direto no jejum intermitente. Ele também ajudará a afastar qualquer desencorajamento que você pudesse sentir se não fosse capaz de aguentar chegar à sua janela de alimentação. Esse método é simples e executável.

- Transição Espontânea

Outro modo super simples de entrar em um protocolo de jejum intermitente é o da transição espontânea. É basicamente igual ao princípio anterior, mas com uma sutil diferença no que se refere à forma de iniciar.

Basicamente, o que você deve fazer é aguentar o quanto puder e anotar o tempo. Todos os dias você se esforçará para bater o tempo do dia anterior. Digamos que você ficou sem comer até às 8:51 da manhã de segunda-feira e então alimentou-se até às 10:45 da noite. No dia seguinte você tenta aguentar até pouco depois das 8:51 para então iniciar sua rotina de alimentação, e tentar encerrá-la o mais próximo das 10:45. Por exemplos, você começa a comer às 9:02 da manhã e para às 10:40 da noite.

Esse método é mais flexível e natural. Você poderá rearranjar sua transição ao longo de várias semanas para ajudar a facilitar sua entrada no jejum. A passagem será extremamente fácil, ao passo que lhe dará impulsos de confiança a cada dia para que você se mantenha na trajetória para conquistar seus objetivos.

Quando você começar com o jejum intermitente, poderá unir esses dois métodos também que dará resultados. Essencialmente, você deve fazer qualquer coisa que te conduza até alcançar sua janela de alimentação ideal, que lhe trará os benefícios eresultados que quer obter com jejum intermitente.

Uma vez que você tenha alcançado sua janela de alimentação e esteja seguindo-a por sete a dez dias, ela começará a ficar mais natural e fácil para seguir. Isso é normal para todos aqueles que seguem o jejum intermitente.

E se Eu Quiser Treinar?

Enquanto os capítulos anteriores falavam sobre se exercitar enquanto jejua, você pode querer saber como fazer a transição para um programa de treinos uma vez iniciado no jejum intermitente.

Se você é iniciante em treinamentos, ou o máximo que você faz é uma caminhada ou algunscardios, então você pode querer esperar para treinar até que se acostume com seu novo protocolo de alimentação. Deixe que seu corpo se acostume com o jejum antes que você comece a adicionar um programa intenso de exercícios.

Essa é provavelmente a melhor escolha para qualquer um, mesmo para aqueles que já estão acostumados a treinar. Seu corpo não está acostumado a fazer exercícios de estômago vazio. Mas, nos dias em que você estiver lutando para se manter em jejum, uma caminhada leve pode ser uma boa forma para você tirar o foco das tentações ou da fome. Um treino indutor de suor pode ajudar da mesma forma, então foque nisso. Tenha em mente que por volta de duas horas depois do seu treino você se encontrará faminto. Esteja preparado.

Dicas para Começar

1.   Escolha um protocolo de jejum intermitente que atenda seus objetivos, estilo de vida e personalidade. Se você é uma pessoa matutina e gosta de treinar,

e sabe que precisa comer da forma correta, ou prefere treinar no meio da manhã e quer se alimentar antes, poderia escolher uma janela de alimentação de 10 da manhã às 4 da tarde, ou algo nesse sentido.*

Você pode achar fácil jejuar de 24 a 48 horas. Então um protocolo como Eat Stop Eat pode ser perfeito para você. Mas se não puder nem pensar em passar várias horas sem comer alguma coisa, então desejará escolher um protocolo que reduza suas calorias duas vezes por semana.

Você precisa observar os objetivos que quer alcançar com o jejum. A maioria das pessoas está procurando perder peso, mas poderia ser que você estivesse interessado em refeições de preparo simples, nos efeitos de antienvelhecimento, na longevidade, ou numa melhor qualidade de vida.

Você pode começar também mudando os alimentos que você come. Embora isso não seja necessário, pode ajudar se seu objetivo é perder peso. Acredito que seus anseios começarão a diminuir conforme se acostumar com o jejum. Eu sinto que o jejum intermitente é uma forma apropriada de contrabalancear os efeitos nocivos das más escolhas alimentícias. Como dito, trabalhar para limpar sua dieta é uma boa ideia.

2. Pesquisa. Pode ser feita antes ou depois de você escolher seu protocolo, certifique-se de que pesquisou o suficiente. Descubra os benefícios que ele trouxe para outras pessoas. Leia sobre tudo o que o jejum intermitente pode fazer com a sua vida, mente e corpo. Entrando em jejum sabendo o que esse protocolo está fazendo por você te ajudará a manter-se firme.

Você precisa escolher seu protocolo e fazer o maior número de pesquisas sobre ele para que tenha entendimento total sobre como ele funciona. Martin Berkhan, leangains,e OriHofmekler, dieta do guerreiro, são os maiores pioneiros do jejum intermitente, seus blogs estão repletos de informações valiosas. Greg O'Gallagher, coach de fitness e dietas, é meu conhecedor favorito de jejum intermitente no Youtube.

3. Se você precisar, utilize aplicativos. Mesmo que você pense que não precisa de algo para te auxiliar, pode ser uma boa ideia se apoiar em alguma coisa quete ajude a começar. É importante encontrar um que funcione para você, e aqueles recursos podem prover exatamente o que precisa. Existem vários apps por aí que podem ajudar você desde a trilhar sua janela de alimentação a fornecer diversas informações. Alguns desses aplicativos são:

a. 5:2 App

b. My Fitness Pal – não é exatamente um aplicativo para jejum, mas é uma excelente maneira de acompanhar seus treinos, contar calorias, analisar seus macros, e muito mais.

c.   FastHabit

d.   IF Diet

e.   FastingSecret

Você também pode ser o tipo de pessoa que prefere caneta e papel. Você pode tentar encontrar um plano fitness para imprimir gratuitamente, ou fazer o seu próprio.

4.

niciando sua fase de transição. A menos que você seja uma pessoa do tipo tudo ou nada, você entrará com calma em sua nova forma de se alimentar. Use um dos métodos listados anteriormente neste capítulo para facilitar sua entrada no jejum.

O jejum intermitente é, no mínimo, um exercício mental. Seu cérebro começa a ser treinado para um novo cronograma apenas por você atrasar sua primeira refeição em uma hora e adiantar a última em 30 minutos.

5.

ncontre apoio. Você pode encontrar grupos no Facebook que ajudam pessoas que querem seguir algum protocolo de jejum intermitente. Alguns são direcionados para homens, outros para mulheres e outros para ambos. Você também pode participar de fóruns na internet como bodybuilding.com. Também não seria ruim deixar aqueles que estão próximos de você saberem o que você está planejando fazer. Quando você começar poderá ficar um pouco mal humorado, e eles terão que ter um pouco de paciência com você. Eles até podem estar interessados em praticar o jejum com você.

6.

ense em aliviar seus treinos e em mudar os dias. Durante as primeiras semanas, você terá mais dificuldades para treinar seguindo seu protocolo de jejum. Embora você não tenha que parar de treinar, diminuir a intensidade de seus treinos pode ser uma escolha que você queira fazer nos estágios inicias.

Depois de ter feito tudo isso ao longo das primeiras semanas de transição, você perceberá que será um pouco mais fácil treinar, então poderá aumentar a intensidade. Você também pode ajustar os horários nos quais treina para que atendam suas necessidades. Você não quer desmaiar durante o treino, ou ficar doente.

7.

ccountability. Praticar sozinho essa nova forma de se alimentar pode ser difícil. Encontre alguém com o mesmo interesse para que vocês se mantenham alinhados.

8.

ire uma foto do antes. Essa é minha ultima dica de como começar que é tirar uma foto antes de você iniciar. Essa é uma dica típica que a maioria das pessoas dá para todos os tipos de programas de dietas. Isso te dará motivação e mostrará seu progresso. Agora, não quero que você a coloque na porta da geladeira a utilize como um reforço negativo. Isso não vai te ajudar e só causará problemas. Tire a foto e esconda-a. Quando você tirar outra foto alguns meses depois ou mais, pegue-a de volta e compare ambas. Você ficará maravilhado com o quanto seu corpo mudou. Isso é ótimo para que você não fique se pesando o tempo todo. A balança é um grande inimigo pessoal quando se trata de perda de peso, então aquele é um caminho saldável para traçar seu progresso.

*Essa pode não ser uma janela de alimentação sustentável porque irá te atrapalhar na hora de sair com seus amigos numa tarde, ou ir a qualquer outro evento que aconteça depois das quatro.

Desafio dos 30 Dias

O protocolo de jejum intermitente 16:8é a escolha mais popular porque parece ser o mais fácil de seguir. Visto que é o mais popular, é mais do que provável que seria essa a sua escolha para seguir. Irei fornecer para você um programa de 30 dias para esse protocolo. Embora o capítulo receba o nome de desafio dos 30 dias, ele não será bem um desafio, mas sim, um programa para te ajudar a começar com sua dieta de jejum intermitente.

Eu colocarei horários nele, mas você poderá muda-los como quiser para que se adequem às suas necessidades pessoais. O ponto é que você reduzirá sua janela de alimentação para oito horas por dia. É permitido comer e beber o que você quiser durante as oito horas, bem como a quantidade de refeições. O programa abaixo lhe dará um menu simples para ajudá-lo com algumas opções saudáveis.

Você também não precisa restringir s calorias que ingere, mas é recomendado que você:

-

oma determinadas combinações de alimentos para que você obtenha diversos nutrientes como legumes e frutas, grãos integrais ricos em fibra, proteínas magras e gorduras boas.

-

onsuma pelo menos a quantidade de água recomendada durante o dia. Isso inclui também as horas em que não estiver se alimentando. Água é bem vinda em qualquer dieta.

Esse desafio também te dará uma rotina de exercícios de oito minutos que você poderá fazer antes da sua primeira refeição do dia para ajudar a impulsionar seu jejum. O treino compreende cardio e treinamentos intervalados de resistência. Sem mais delongas, aqui está seu protocolo de jejum intermitente 16:8.

Dia 1

-

o acordar – café, chá verde ou bebida detox zero caloria.

- hora da tarde: desjejum— ovos mexidos com torradas.

- 4:30 da tarde: lanche— 1 porção de amêndoas e uma laranja.

- horas da noite: jantar–frango grelhado com legumes e pudim de pão para sobremesa.

Dia 2

- Ao acordar – café, chá verde ou bebida detox zero caloria.
- 1 hora da tarde: desjejum— torrada com abacate, tomate, bacon e ovos.
- 14:30 da tarde: lanche – salada de pepino e melancia.
- 8 horas da noite: jantar – peixe assado com legumes e sorvete para sobremesa.

Dia 3

- Ao acordar – café, chá verde ou bebida detox zero caloria.

- 1 hora da tarde: desjejum– vitamina de couve com banana e manteiga de amendoim.
- 14:30 da tarde: lanche – browniemédio de chocolate amargo.
- 8 horas da noite: jantar – sopa de frango asiática e creme de frutas para sobremesa.

Dia 4

- Ao acordar – café, chá verde ou bebida detox zero caloria.
- 1 hora da tarde: desjejum– sanduíche de ovos mexidos com torradas integrais.
- 14:30 da tarde: lanche – porção de mix de nozes.
- 8 horas da noite: jantar – chili com dois ou três chapatis e brownie de chocolate amargo.

Dia 5

- Ao acordar – café, chá verde ou bebida detox zero caloria.
- 1 hora da tarde: desjejum – mexido de tofu com tomate.
- 14:30 da tarde: lanche – 4 amêndoas e uma maçã.

- 8 horas da noite: jantar – frango grelhado com legumes e sorvete para sobremesa.

Dia 6

- Ao acordar – café, chá verde ou bebida detox zero caloria.

- 1 hora da tarde: desjejum – ovos mexidos com torradas com manteiga de amendoim.

- 14:30 da tarde: lanche – 1 pequena taça de nachos com molho com baixo teor de gordura.

- 8 horas da noite: jantar – lasanha de vegetais com pudim de pão para sobremesa.

Dia 7

- Ao acordar – café, chá verde ou bebida detox zero caloria.

- 1 hora da tarde: desjejum – ovos com bacon e torradas integrais.

- 14:30 da tarde: lanche – 1 porção de amêndoas e uma laranja.

- 8 horas da noite: jantar – sanduíche de atum e milk-shake com baixo teor de gordura para sobremesa.

Dia 8

• Ao acordar – café, chá verde ou bebida detox zero caloria.

• 1 hora da tarde: desjejum – cereais de trigo com leite.

• 14:30 da tarde: lanche – 1 porção de mix de nozes.

• horas da noite: jantar – tortilha de frango grelhado e pudim de pão para sobremesa.

Dia 9

• Ao acordar – café, chá verde ou bebida detox zero caloria.

• 1 hora da tarde: desjejum – vitamina de couve com morango e mirtilo.

• 14:30 da tarde: lanche – salada de pepino com melancia.

• 8 horas da noite: jantar – chili com pimentões e creme de frutas.

Dia 10

• Ao acordar – café, chá verde ou bebida detox zero caloria.

• 1 hora da tarde: desjejum – ovos mexidos com torradas.

- 14:30 da tarde: lanche – brownie médio de chocolate amargo.

- 8 horas da noite: jantar – peixe assado com legumes e iogurte frozen com baixo teor de gordura para sobremesa.

Dia 11

- Ao acordar – café, chá verde ou bebida detox zero caloria.

- 1 hora da tarde: desjejum – torrada com abacate e tiras de peito de frango com tomate.

- 14:30 da tarde: lanche – maçã e melancia.

- 8 horas da noite: jantar – frango grelhado com espetinho de legumes e sorvete para sobremesa.

Dia 12

- Ao acordar – café, chá verde ou bebida detox zero caloria.

- 1 hora da tarde: desjejum – sanduíche de ovos mexidos com torradas integrais.

- 14:30 da tarde: lanche – 1 pequena taça de nachos com molho com baixo teor de gordura.

- 8 horas da noite: jantar – tortilha de frango e salada de frutas frescas para sobremesa.

Dia 13

- Ao acordar – café, chá verde ou bebida detox zero caloria.
- 1 hora da tarde: desjejum – ovos mexidos e torrada com manteiga de amendoim.
- 14:30 da tarde: lanche – 1 taça pequena de chips de batata.
- 8 horas da noite: jantar – sopa de lentilha indiana e creme de frutas para sobremesa.

Dia 14

- Ao acordar – café, chá verde ou bebida detox zero caloria.
- 1 hora da tarde: desjejum – tofu ao curry.
- 14:30 da tarde: lanche – 4 amêndoas e uma maçã.
- 8 horas da noite: jantar – frango assado com legumes refogados

acompanhado por salada e brownie de chocolate amargo para sobremesa.

Dia 15

• Ao acordar – café, chá verde ou bebida detox zero caloria.

• 1 hora da tarde: desjejum – torrada integral com bacon, ovo e abacate.

• 14:30 da tarde: lanche – salada de pepino e melancia.

• 8 horas da noite: jantar – lasanha de legumes e milk-shake com baixo teor de gordura para sobremesa.

Dia 16

• Ao acordar – café, chá verde ou bebida detox zero caloria.

• 1 hora da tarde: desjejum – torrada com ovos mexidos.

• 14:30 da tarde: lanche – 4 amêndoas e uma laranja.

• 8 horas da noite: jantar – frango grelhado com legumes e pudim de pão para sobremesa.

Dia 17

• Ao acordar – café, chá verde ou bebida detox zero caloria.

- 1 hora da tarde: desjejum – torrada com abacate, tomate, bacon e ovos.
- 14:30 da tarde: lanche – salada de pepino e melancia.
- 8 horas da noite: jantar – peixe grelhado com legumes e sorvete para sobremesa.

Dia 18
- Ao acordar – café, chá verde ou bebida detox zero caloria.
- 1 hora da tarde: desjejum – vitamina de couve com banana e manteiga de amendoim.
- 14:30 da tarde: lanche – brownie médio de chocolate amargo.
- 8 horas da noite: jantar – sopa asiática de frango e creme de frutas para sobremesa.

Dia 19
- Ao acordar – café, chá verde ou bebida detox zero caloria.
- 1 hora da tarde: desjejum – sanduíche de ovos com torradas integrais.
- 14:30 da tarde: lanche – taça pequena de pipoca.

- 8 horas da noite: jantar – chili com pimentões com dois ou três chapatis e brownie de chocolate amargo para sobremesa.

Dia 20

- Ao acordar – café, chá verde ou bebida detox zero caloria.
- 1 hora da tarde: desjejum – refogado de tofu com tomate.
- 14:30 da tarde: lanche – 4 amêndoas e uma maçã.
- 8 horas da noite: jantar – frango grelhado com legumes e sorvete para sobremesa.

Dia 21

- Ao acordar – café, chá verde ou bebida detox zero caloria.
- 1 hora da tarde: desjejum – ovos mexidos e torrada com manteiga de amendoim.
- 14:30 da tarde: lanche – taça pequena de nachos com molho com baixo teor de gordura.
- 8 horas da noite: jantar – lasanha de legumes e pudim de pão para sobremesa.

Dia 22

- Ao acordar – café, chá verde ou bebida detox zero caloria.
- 1 hora da tarde: desjejum – torrada integral com ovos mexidos
- 14:30 da tarde: lanche – 4 amêndoas e uma laranja.
- 8 horas da noite: jantar – sanduíche de atum e milk-shake com baixo teor de gordura para sobremesa.

Dia 23
- Ao acordar – café, chá verde ou bebida detox zero caloria.
- 1 hora da tarde: desjejum – cereais integrais e leite.
- 14:30 da tarde: lanche – taça pequena de pipoca.
- 8 horas da noite: jantar – tortilha de frango grelhado e pudim de pão para sobremesa.

Dia 24
- Ao acordar – café, chá verde ou bebida detox zero caloria.
- 1 hora da tarde: desjejum – vitamina de couve com morango e mirtilo.

- 14:30 da tarde: lanche – salada de pepino e melancia.
- 8 horas da noite: jantar – chili com pimentões e creme de frutas para sobremesa.

Dia 25

- Ao acordar – café, chá verde ou bebida detox zero caloria.
- 1 hora da tarde: desjejum – ovos mexidos com torradas.
- 14:30 da tarde: lanche – brownie médio de chocolate amargo.
- 8 horas da noite: jantar – peixe assado com legumes e iogurte frozen com baixo teor de gordura para sobremesa.

Dia 26

- Ao acordar – café, chá verde ou bebida detox zero caloria.
- 1 hora da tarde: desjejum – torrada com abacate, tiras de frango e tomate.
- 14:30 da tarde: lanche – maçã e melancia.
- 8 horas da noite: jantar – frango grelhado com espetinho de legumes e sorvete para sobremesa.

Dia 27

- Ao acordar – café, chá verde ou bebida detox zero caloria.

- 1 hora da tarde: desjejum – sanduíche de ovos com torrada integral.

- 14:30 da tarde: lanche – taça pequena de nachoscom molho com baixo teor de gordura.

- 8 horas da noite: jantar – tortilha de frango com salada de frutas frescas para sobremesa.

Dia 28

- Ao acordar – café, chá verde ou bebida detox zero caloria.

- 1 hora da tarde: desjejum – ovos mexidos e torrada com manteiga de amendoim.

- 14:30 da tarde: lanche – 1 taça pequena de chips de batata.

- 8 horas da noite: jantar – sopa indiana de lentilha e creme de frutas para sobremesa.

Dia 29

- Ao acordar – café, chá verde ou bebida detox zero caloria.

- 1 hora da tarde: desjejum – tofu ao curry.

- 14:30 da tarde: lanche – 4 amêndoas e uma maçã.

- 8 horas da noite: jantar – frango assado com legumes refogados acompanhado por salada e brownie de chocolate amargo para sobremesa.

Dia 30

- Ao acordar – café, chá verde ou bebida detox zero caloria.

- 1 hora da tarde: desjejum – torrada integral com bacon, ovos e abacate.

- 14:30 da tarde: lanche – salada de pepino e melancia.

- 8 horas da noite: jantar – lasanha de legumes e milk-shake com teor de gordura para sobremesa.

Treino Intervalado de Alta Intensidade de Oito Minutos

Esse treino deve ser feito todas as manhãs na mesma hora da sua primeira refeição ou antes dela. Certifique-se de beber bastante água para ficar hidratado. Isso ajudará a reduzir quaisquer efeitos colaterais que você possa sofrer.

Para esse treino, você vai precisar de halteres de peso médio. Você fará cada exercício de acordo com o número de repetições e continuará fazendo todo o ciclo quantas vezes conseguir dentro dos oito minutos. Se quiser, você poderá anotar quantas vezes você repetiu o ciclo para ver se pode melhorar. Faça pausas como quiser e finalize com um alongamento.

- Corrida estática – 50 repetições

o Pés paralelos numa distância confortável. Levante uma perna levemente e abaixe-a, e depois faça o mesmo com a outra. Faça isso o mais rápido possível. O exercício será uma corridasem sair do lugar. Uma execução significa que você fez aquele movimento com as duas pernas.

- Afundo com rotação – 40 repetições, 20 cada lado

o Pés separados na largura do quadril, dê um passo atrás com a perna esquerda; dobre os joelhos enquanto torce seu tronco para o lado direito. Volte a ficar de pé na posição inicial, e repita o exercício para o outro lado. Ele pode ser feito com halteres para aumentar a dificuldade.

- Prancha decúbito ventral – 30 repetições

o Inicie com a prancha normal. Com o abdômen encaixado, faça pequenos saltos com os pés fora como se estivesse fazendo polichinelos. Se você tem algum problema nos pulsos, pode se apoiar nos antebraços.

- Thruster com halteres – 20 repetições

o Comece com os pés na largura da cintura e com um peso em cada mão. Palmas para dentro. Os cotovelos trazem suas mãos à altura dos ombros.Incline o quadril para trás e faça um agachamento.* Volte para a posição inicial esticando os braços para cima. Repita.

- Burpee com flexão – 10 repetições

o Pés na largura dos quadris e traga a palma das mãos ao chão. Jogue as pernas para trás fazendo uma prancha, mantenha o abdômen encaixado e o quadril levantado. Faça uma flexão, traga seus pés de volta e dê um pulo. Repita.

Repita esse circuito o máximo que puder em oito minutos.

Bebida Detox

Como você viu no programa 30 dias, cada dia começa com café, chá ou uma bebida detox. Irei te dar algumas receitas para ajudar. Essas bebidas detox podem ser consumidas ao longo do dia.

- Chá Verde com Limão
o   Água
o   Sachê de chá verde
o   ¼ de limão
o   Ferva a água e mergulhe o sachê. Adicione o sumo de limão e aproveite.

- Água Detox para Emagrecimento
o   Pimenta do reino
o   Folhas de hortelã
o   Um punhado de uvas verdades
o   ½ limão
o   1 pepino
o   Fatie o pepino e coloque no processador de alimentos com as uvas e as folhas de hortelã. Acrescente o sumo do limão e processe tudo. Adicione a pimenta e gelo, se quiser.

- Limonada

o   1 pedaço de um centímetro de gengibre

o   2 laranjas

> o   1 limão
>
> o   Ponha o suco de limão em uma jarra. Misture com o suco das laranjas. Triture o gengibre e misture no suco.

*não deixe seus joelhos ficarem à frente de seus pés. Mantenha seu peso sobre os calcanhares.

Álcool e Jejum Intermitente

Essa é sempre uma grande questão para a maioria das pessoas; você deve consumir bebidas alcoólicas durante o jejum? E a resposta é? Sim e não.

Não, você não pode consumir bebidas alcoólicas durante o período em que estiver em jejum porque elas possuem calorias. Sim, você pode consumir bebidas alcoólicas durante sua janela de alimentação, mas há uma pegadinha nisso. Se você quebrar seu jejum com bebida algumas coisas podem acontecer.

Quando você consome álcool, ele é absorvido no trato gastrointestinal. 20% dessa absorção ocorrerápor difusão passiva através das paredes do estômago, e o restante pelo duodeno e das paredes do intestino delgado.

Depois de absorvido, será eliminado lentamente. Isso é feito principalmente pelo seu metabolismo, o que significa que você estará queimando combustível. Você também excreta o álcool pela urina, 0,3% pelo suor e 0,7%, pela respiração.

O ponto não é o metabolismo ou os benefícios do álcool para a saúde. Mas, sim com um estudo intitulado: "Efeitos do Consumo Moderado de Vinho Branco sob a IgA Sérica e Insulina Plasmática durante o Jejum Intermitente"

Eles observaram cinco homens não alcoólatrasaos quais foi dito para jejuarem por seis horas e então beberem 40 gramas de vinho branco seco por um período de três horas. Para você ter uma ideia, isso representa um pouco menos de um terço de uma taça de vinho.

Eles descobriram que essa quantidade não elevou os níveis de insulina deles em relação aos níveis de quando estavam em jejum, o que é muito bom. O melhor de tudo é que esse não é o único estudo que comprovou isso.

Uma coisa que nós sabemos é que há uma chance de nosso corpo transformar o álcool em combustível ao invés de nossa gordura, e isso acontecerá sem alterar seus níveis de insulina. Então, você não deveria consumir álcool durante seu jejum. Apenas durante suas refeições, e nunca em excesso.

Comidas e Bebidas Boas e Ruins

O maior atrativo do jejum intermitente é o fato de ele não vir acompanhado por exaustivas regras de alimentação. Teoricamente, você pode comer o que bem entender desde que seja nos momentos certos.Mas isso significa que você deveria cair de cara num pote de sorvete com cobertura? Não. Esse é o porquê de eu lhe fornecer uma lista com os alimentos que você deveria comer e outra com os alimentos dos quais você deveria manter distância. Eu quero começar essa parte dizendo que não significa que você não deva nunca mais comer os alimentos listados como ruins, mas sim, consumi-los com moderação.

Alimentos Bons

Água – esse é óbvio, mas quando você não come, é muito importante que você esteja hidratado. Todos os seus órgãos precisam de água para trabalhar adequadamente. A quantidade de água que cada um necessita varia de pessoa para pessoa. Então uma boa dica é observar a coloração da sua urina. Ela deve ser amarela clara. Urina escura lhe diz que você está desidratado, e isso pode levar à tontura, dores de cabeça efadiga.

Abacate – embora haja muitas calorias nos abacates, eles estão carregados de gorduras monoinsaturadas que são extremamente saciáveis. Ele fará você sentir-se satisfeito por mais horas do que se não tivesse comido.

Peixe – sugere-se comer pelo menos duzentos gramas de peixe por semana. Ele está cheio de proteínas e gorduras boas, assim como de vitamina D.

Vegetais Crucíferos – como couve-flor, couve de Bruxelas e brócolis. Eles são repletos de fibras que lhe manterão satisfeito e prevenirão constipação.

Batatas – nem todos os alimentos brancos são ruins para você. Estudos têm descoberto que as batatas podem ser um alimento muito saciável. Outro estudo afirmou que as batatas podem fazer parte de uma dieta saldável ajudando a pessoa a perder peso. Contudo, não se incluem as batatas chips ou fritas.

Leguminosas – esses são alimentos saudáveis que lhe darão muita energia. Você não precisa exagerar nos carboidratos, mas comidas como essas definitivamente ajudarão você a se sentir melhor durante seus jejuns.

Probióticos – todas as criaturas vivas em seu intestino gostam de diversidade e consistência. Consumir alimentos ricos em probióticos como chucrute, kombucha ou kefir será um grande incremento à sua dieta.

Frutas vermelhas – elas são carregadas de nutrientes importantes. Morangos fornecem vitamina C. Um estudo descobriu que pessoas que consumiram dietas ricas em flavonoides, como os contidos nos morangos e mirtilos, tiveram uma redução nos níveis de IMC ao longo de um período de 14 anos.

Ovos – sua cocção é rápida e são grandes fontes de proteínas. É muito importante que você tenha certeza de que está consumindo proteínas o suficiente, pois prevenirá a fome e ajudará a construir músculos.

Nozes – elas podem ser ricas em calorias, mas são uma excelente fonte de gorduras boas. As gorduras poliinsaturadas contidas nas nozes são capazes de alterar marcadores fisiológicos da saciedade e da fome.

Grãos integrais – muitas pessoas se assustam com os carboidratos quando ele entra na dieta para perda de peso, mas você não deveria. Grãos integrais possuem muitas proteínas e fibras, apenas um pouco é o suficiente para te manter satisfeito por bastante tempo.

Folhas verdes – aqui incluem as acelgas suíça, couves, espinafres e muitas outras. Elas são baixas em calorias e carboidratos, mas possuem um monte fibras.

Carne Magra de frango ou boi –muitas pessoas demonizaram as carnes injustamente. Elas têm sido culpadas por diversos problemas de saúde apesar da falta de evidências aceitáveis. Carnes processadas não são saudáveis, mas carnes magras são. A proteína é importante para reduzir seu apetite e te dar energia para queimar.

Queijo Cottage – os produtos lácteos fornecem muitas proteínas, e um dos melhores é o queijo cottage. Ele é essencialmente proteína, baixo em carboidratos e gorduras.

Alimentos Ruins

Embora não seja necessário cortar completamente todos esses alimentos, você deveria evita-los o quanto for possível. Eles não te ajudarão a perder peso, e ainda podem prejudicar sua queima de gordura. O que é o contrário da boa alimentação, nem precisa explicar, mas você terá alternativas saudáveis. Você deve ser capaz de entender o porquê de eles serem prejudiciais à saúde.

- Iogurtes com sabor – experimente iogurte grego sem sabor.
- Charope de Bordo falso – experimente o verdadeiro ou mel.
- Café com creme – experimente café preto.
- Rosquinha – experimente carboidratos complexo como aveia.

- Cerais matinais ricos em açúcar - experimente escolher cereais com baixo açúcar ou aveia.

- Refrigerante – experimente chá ou água.

- Salada de repolho com maionese – experimente apenas salada.

- Barras de cereais – experimente as barras que são ricas em proteínas e fibras.

- Carnes processadas – experimente cortes magros ou peixe.

- Chá doce – experimente chá sem açúcar.

- Margarina – experimente azeite de oliva.

- FastFood – sério, corte fora.

Conclusão

O brigado por chegar ao final do *Jejum Intermitente*.

O próximo passo é tentar fazer o que você aprendeu. Escolha o protocolo de jejum que melhor funciona para você e aplique-o. Perder peso e obter saúde não tem que ser complicado. O jejum intermitente é simples de começar e fazer, então comece hoje.

Parte 2

Introdução

Segundo a Organização Mundial da Saúde, desde 1980 a obesidade mundial mais do que dobrou e em 2014, mais de 1,9 bilhão de adultos estavam acima do peso. Este fato me preocupa e eu sei que não sou o único. Crescer em um ambiente e casa onde a saúde não era uma prioridade me fez parte dessa estatística. Mudar minha vida e fazer da saúde, fitness e bem-estar grandes prioridades abriu meus olhos para uma vida melhor e mais completa. Já sabem o suficiente sobre mim e vamos nos concentrar em você. O que é que você quer? Você está em um lugar da vida em que não se sente confortável em sua própria pele? Eu estive lá e sei como é. Se você quer mudar sua vida e começar a esculpir um corpo que seja melhor para você, então você está no lugar certo. Eu sei que você não quer fazer parte das estatísticas e a dieta 5:2 pode ser sua ferramenta de sucesso.

A dieta 5:2 é perfeita para quem quer perder peso sem se colocar sob muita pressão imediatamente. Outras dietas podem ser muito difíceis de manter e isso é simplesmente porque é difícil seguir instruções muito precisas todos os dias sem um intervalo. A dieta 5:2, no entanto, torna o fracasso quase impossível e eu não estou dizendo isso apenas para chamar sua atenção, mas principalmente porque é verdade. Esta dieta realmente permite que você esteja em uma "dieta" por 2 dias dentro da semana e os outros 5 dias basicamente voltam à sua rotina habitual. Como você pode dizer não a algo assim? Fazer dieta não deve ser difícil, pelo menos por longos períodos de tempo.

Se você quer perder peso, tornar-se mais saudável, ter sucesso na vida, então tomar a decisão de mudar a vida e seguir as instruções contidas neste livro. A perda de peso não deve ser um problema e, com as informações certas, não será. Felizmente, todas as informações corretas sobre a dieta 5:2 podem ser encontradas neste livro.

Capítulo 1: A Visão Geral da Dieta 5:2

Qual é a dieta 5:2?

Popularizado pelo Dr. Michael Mosley em 2012, a dieta 5:2, também conhecida como a dieta rápida, usa o jejum intermitente para promover melhor saúde e perda de peso. A dieta envolve o jejum por 2 dias não consecutivos na semana, enquanto os outros 5 dias que faz a dieta pode consumir refeições normais sem restrições. A ideia de jejuar pode significar comer quase nada ao longo do dia e essa é uma ideia temerosa para muitos, sendo que a dieta 5:2 pode ser praticada e feita com facilidade. Nos dois dias de jejum durante a semana, um total de 500 calorias pode ser consumido por mulheres e até 600 calorias para os homens. Reduzir sua ingestão de calorias para um quarto do consumo habitual pode não parecer muito viável, sendo que com o conhecimento correto (que este livro ensina) o processo pode ser facilmente conquistado.

Ao contrário de outras dietas, a dieta 5:2 não é de todo complicada e os resultados que você pode alcançar com apenas 2 dias de jejum por semana são inéditos. Da mesma forma, quantas outras dietas não o impedem de comer suas refeições favoritas por cinco dias na semana? Embora a dieta só agora esteja ganhando popularidade, o jejum em si não é novidade. No momento da publicação deste livro, houve décadas de pesquisas feitas por cientistas sobre o conceito de jejum. Os benefícios do jejum são numerosos com base em descobertas feitas ao longo dos anos e tenho certeza de que ainda há mais a ser descoberto.

Por que a dieta 5:2 funciona?
As pessoas podem perguntar se as calorias não são tão drasticamente perigosas? Pelo contrário, temos feito isso há milhares de anos, mas agora é apenas convencional. Nossos primeiros ancestrais viviam em um período em que as pessoas caçavam suas refeições, as matavam e comiam, e comiam quase nada até a próxima caçada.

Sendo que eles eram pessoas fracas? Definitivamente, não, e isso porque essa prática realmente os tornou mais fortes devido ao estresse/tensão que eles colocaram no corpo. Eu sei que você está pensando "desde quando é bom estresse", sendo que em uma situação como esta ébom. As religiões em todo o mundo praticam o jejum. Mark Twain chegou a afirmar: "Um pouco de fome pode realmente fazer mais pelo doente médio do que os melhores remédios e os melhores médicos".

O processo é semelhante ao do exercício. Quando você tem um regime de treino intenso, seu corpo é colocado sob uma enorme quantidade de estresse e tensão, onde os músculos são rompidos e divididos, sendo que todos nós sabemos que o exercício, por mais intenso que seja, é bom quando feito corretamente. Após o treino, quando o corpo recebe uma chance de descansar, a recuperação acontece e os músculos são reconstruídos melhor e mais fortes. O jejum funciona da mesma forma que o seu corpo é colocado sob algum estresse, mas o processo de recuperação que ocorre depois de reconstruir sua saúde é melhor e mais forte. E não se esqueça dos efeitos redutores de peso que ocorrem durante os dois dias de jejum.

Agora que removi qualquer confusão sobre se o jejum é seguro ou não, vamos ver mais sobre como isso se relaciona com a perda de peso. Menos calorias consumidas significam um aumento no seu metabolismo, portanto, um aumento na queima de reservas de gordura. Honestamente, eu não acho que haja qualquer outra dieta que seja mais simples do que a dieta 5:2 e qualquer um pode ver como o peso é perdido com o jejum. De acordo com estudos recentes e anteriores a perda de peso comum nesta dieta é de aproximadamente um quilo por semana, mas outros obtiveram até 3 quilos perdidos por semana. Uau, certo? Você está de dieta por apenas dois dias por uma semana e é capaz de liberar 400g perfeitos ou mais de gordura corporal. Mais uma vez Uau certo? E não se esqueça de que nenhuma perda muscular ocorre durante o período de jejum.

Benefícios da Dieta 5: 2

A dieta 5:2, em particular, não teve a pesquisa extensiva feita sobre ela, como outras dietas têm, mas o jejum, o amplo tópico teve bastante pesquisa feita que mostra resultados muito promissores. Melhoria da saúde em muitas áreas tem sido visto com os estudos realizados sobre os benefícios do jejum, mais especificamente os benefícios, incluindo a redução do risco de câncer, diabetes e doenças cardíacas. A evidência que sustenta isso foi publicada em 2007 e novamente em 2012 um estudo separado sobre o jejum para controlar a perda de peso revelou que o jejum intermitente também poderia reduzir o risco de câncer de mama. Outras razões pelas quais esta dieta está agora ganhando popularidade é devido à evidência de apoio à perda de peso que demonstrou ter. Certamente a perda de peso é sempre um benefício enorme com a maioria das dietas e as dietas 5:2 não são exceção. Como mencionado anteriormente, com apenas dois dias de jejum, os praticantes da dieta 5:2 obtiveram resultados de até 900g a 1,3kg de gordura perdidas por semana.

A expectativa de vida também é outra grande área incluída como benefício da dieta 5:2. O IGF-1 é um produto químico produzido pelo corpo que é dito acelera o processo de envelhecimento, aumentando assim as doenças relacionadas com o envelhecimento, como diabetes tipo 2 e o câncer. O que isso tem a ver com alguma coisa? O jejum intermitente reduz o produto químico IGF-1 no corpo, o que sugere que o efeito do produto químico é revertido.

E a dieta 5:2 é para todos?

Embora a dieta seja usada por muitos, existem certos grupos de pessoas que são aconselhados a não praticar essa dieta. Aqueles que não devem praticar a dieta 5:2 ou jejum para esse assunto são os seguintes.

- Indivíduos com baixo peso
- Pessoas com transtornos alimentares

- Gestante ou mulheres que estão amamentando
- Crianças e adolescentes
- Diabéticos tipo 1 ou tipo 2
- Indivíduos se recuperando de cirurgia

Capítulo 2: A lista de compras

Até agora você tem uma boa ideia do que é a dieta 5:2, sendo que este Capítulo lhe dirá exatamente o que você deve comer para obter os melhores resultados da dieta rápida. Embora você tenha de 500 a 600 calorias para trabalhar em cada um dos dois dias de jejum da semana, isso não significa que suas escolhas do que comer sejam tão limitadas quanto às calorias. À medida que desenvolvemos a lista de alimentos que devemos e não devemos comer, categorizo os alimentos, tornando-o muito mais simples de ser guiado de acordo com a sua jornada de perda de peso. Os alimentos serão divididos em três categorias principais, que incluem alimentos para comer, alimentos para limitar e alimentos para fugir. Vamos começar:

Comidas para comer

Alimentos que devem ser consumidos em geral

Proteína - alimentos com baixo teor de sódio e alta proteína

Alimentos ricos em proteínas são essenciais para essa dieta, pois ajuda a controlar a perda de peso e a manter a massa muscular, mas o que estamos procurando são alimentos com baixo teor de sódio e ricos em proteínas. Os alimentosque serão de baixo teor de sódio, ele ajudará a manter a pressão arterial sob controle e também se beneficiará com a saúde do coração. De acordo com a FoodeDrugAdministrationdos EUA, os alimentos com baixo teor de sódio são aqueles com não mais que 140 miligramas de sódio por porção. Alimentos ricos em proteínas, no entanto, são alimentos com 10 gramas de proteína por porção. Os alimentos que seguem esses critérios são carnes, aves, frutos do mar e produtos de soja. Aqui tem mais:

• Bife a lombo (magro), carne assada (com baixo teor de sódio), bife redondo, bife com cubo, carne moída (95% magra), filé mignon, filé mignon (extra magra),

- Carnes de caça - veado, alce
- Carne de porco - Filé mignon, lombo de porco, costeletas de porco. Aves - peito de frango sem pele (sem ossos), coxas de frango sem pele, peito de frango moído, peito de pato, peito de peru assado (com baixo teor de sódio), peito de peru sem pele 99% sem gordura)
- Peixe - Peixe-gato, linguado, garoupa, arinca, pargo, linguado, bacalhau, salmão-vermelho, sardinha, robalo, linguado, espadarte, tilápia, peixe-telha, truta, atum de barbatana amarela, branzino
- Marisco - lagosta, camarão, amêijoas
- Laticínios - queijo cottage, queijo suíço, substitutos de ovos, claras de ovos, leite (2%), iogurte grego (sem gordura, simples)
- Proteína em pó - proteína de cânhamo, proteína de soro de leite, proteína de soja, proteína de ovo, proteína de arroz
- Proteína Vegetal - proteína vegetal texturizada, tofu (para vegetarianos, a

carne pode ser substituída por tofu em qualquer refeição)

Gorduras Saudáveis

Gorduras ruins, gorduras boas, gorduras saudáveis, gorduras saturadas, gorduras insaturadas são todos os nomes que podemos ter encontrado em outras dietas e pode ser um pouco confuso, às vezes, manter o controle de tudo, mas não se preocupe, porque tudo ficará claro que alimentos contêm as gorduras certas (gorduras insaturadas) nesta seção. Aqui está uma olhada:

- Queijaria - queijos - brie, creamcheese, queijo azul, gema de ovo, queijo feta, mussarela, romano, parmesão, queijo de cabra, cheddar, colby, gouda, havarti, muenster, swiss
- Temperos - molhocremoso, maionese
- Frutas - abacate, azeitonas
- Nozes e sementes - amêndoas, manteiga de amendoim, nozes, sementes

de gergelim, manteiga de gergelim, avelãs, sementes de girassol, nozes, nozes de macadâmia

- Óleos - óleo de linhaça, óleo vegetal, azeite, óleo de canola
- Outros - creme azedo, creme, salmão (ômega 3), sardinha (ômega 3)

Vegetais

Nós todos sabemos o quão importante os vegetais são em qualquer dieta, devido à sua vasta gama de benefícios para a saúde. Legumes são preenchidos com vitaminas, minerais, fibras e antioxidantes que ajudam na manutenção de uma dieta saudável. Vegetais, no entanto, são divididos em dois grupos; vegetais em amido e vegetais ricos em amido. Os vegetais sem amido são ideais para os dias de jejum porque são mais pobres em carboidratos e são uma boa fonte de fibras, enquanto os vegetais ricos em amido são mais adequados para dias não rápidos, pois contêm mais carboidratos do que suas contrapartes..

- Vegetais não amiláceos - alcachofras, aspargos, milho bebê, feijão (verde, cera(wax), italiano), brócolis, couve de bruxelas, couve (verde, bokchoy, chinês), couve-flor, aipo, chicória, couve, pepino, endívia, berinjela, endívia, escarola, erva-doce, alho, couve, alho-porro, cogumelos, mostarda, quiabo, cebola, pimentão, salsa abóbora, acelga, tomate, nabos, agrião, abobrinha

Aromatizantes/Condimentos

O que torna as dietas saborosas e realmente agradáveis? Pode haver mais de uma maneira de responder a essa pergunta, sendo que os aromas são os principais contribuintes para essa resposta. Aromas e condimentos adicionam dimensão às suas refeições, mas eles também são alimentos, com isso fique cansado sobre as calorias incluídas.

Os condimentos são uma ótima maneira de adicionar variação aos pratos, de modo que a lista a seguir será um guia para ajudar você a fazer as melhores escolhas ao lidar com temperos, molhos e condimentos.

- Ervas e Especiarias - manjericão, folhas de louro, tempero cajun, cebolinha, coentro, pimenta caiena, cominho, sementes de erva-doce, alho em pó, gengibre, tempero italiano, folha de hortelã, páprica, anis salsa, alecrim, tempero bife, tomilho.
- Manteiga spray, extratos (por exemplo, extrato de amêndoa, extrato de bordo, extrato de hortelã, extrato de baunilha), homus, molho quente, suco de limão, suco de limão, caldo de baixo teor de sódio, baixo teor de sódio ketchup, mostarda, salsa, molhos molho de pimenta, molho de rábano,

molho de cocktail de baixo teor de sódio, molho de soja com baixo teor de sódio, pasta de tomate, molho de tomate, vinagre, bife e molho Worcestershire)

- Molhos de salada - procure por baixo teor de gordura - vinagrete balsâmico, molho francês, molho italiano
- Edulcorantes - estévia (por exemplo, SweetLeaf, Truvia), álcoois de açúcar (xilitol, sorbitol, eritritol), mel bruto

Bebidas

Todos nós temos uma ou duas bebidas que apreciamos quase diariamente e algumas são realmente saudáveis, mas como você sabe, há aquelas que podem ser prejudiciais quando consumidas com frequência. O tipo "certo" de bebidas pode funcionar com o seu corpo e fornecer uma série de benefícios nutricionais, exatamente o que você precisa para complementar o novo hábito que você está tentando formar. Além do valor nutricional que oferecem, eles são uma maneira satisfatória de aproveitar os pequenos momentos da vida, então aqui está uma lista que facilitará muito a escolha das bebidas "certas".

- Água (com ou sem gás)
- Infusão (adicionando frutas cortadas ou esmagadas, como frutas vermelhas, a uma classe fria de água)
- Leite - leite de amêndoa sem açúcar, leite de soja sem açúcar, leite com baixo teor de gordura
- Café ou chá (incluindo ervas)
- Água de coco (pura)
- Suco de tomate

Alimentos para limitar

Alimentos a serem comidos com moderação em dias de jejum

Frutas

As frutas são doces da natureza e podem ser substituídas por doces. 1. Limitar os desejos e 2. Fornecer seu corpo com seus nutrientes diários. As frutas são uma grande fonte de vitaminas e minerais, especialmente vitamina A e vitamina C, que são essenciais para uma boa saúde. Tenho certeza de que você ouviu a frase "uma maçã por dia mantém o médico longe" e há tanta verdade nisso, então por que não comer uma maçã por dia ou uma fruta da lista a seguir?

- Maçãs, damascos, abacates, bagas (amoras, groselhas negras, mirtilos, cerejas, amoras, morangos), melões, uvas, toranjas, kiwis, laranjas, limões, limas, mangas, laranjas, mamões, pêssegos, peras, ananases, ameixas, tangerinas, melancias.

Carboidratos

Os carboidratos devem ser consumidos com moderação e aderir aos carboidratos "saudáveis" é o recomendado. Estes carboidratos incluem legumes, grãos e outros. Use a lista abaixo para guiá-lo.

- Pães - tortilhas de arroz integral, tortilhas de milho, pães Ezequiel 4.9, pão lavash de Joseph, Ezequiel 4.9 Bolinho inglês, tortilhas Ezequiel 4.9, pão integral, pão Joseph pita
- Cereais - All-Bran, Fibra Um, Grão Integral Germinado Ezekiel 4.9, KashiGoLean, Kashi Bons Amigos Cereal, Kashi Coração a Coração, granola com baixo teor de gordura, farinha de aveia, Purely Elizabeth granola antiga aveia de corte de aço
- Grãos - amaranto, cevada, farelo, trigo sarraceno, arroz integral, bulgur, cuscuz (trigo integral), farro, painço, aveia, pipoca, quinoa, espelta, baga de trigo, trigo integral, arroz selvagem

- Pasta - massa de arroz integral, cuscuz, massa integral, massa de trigo integral.

Vegetais

- Vegetais ricos em amido - milho, ervilhas, abóbora, banana, abóbora, leguminosas (lentilhas, soja/edamame, nozes de soja levemente salgadas), vegetais de raiz (beterraba, cenoura, inhame, nabo, batata, couve-nabo, batata-doce)

Alimentos para Evitar

Filetes de salmão com minty pesto

Serve: 4

Calorias: 489

Ingredientes

- Filetes de salmão com 4 - 6 ¼ oz (175g)

- 2 colheres de sopa de azeite extra virgem e extra para usar no peixe

- 1 limão

- Embalagem grande de hortelã fresca (folhas removidas)

- Um pacote de folhas de rúcula de 3 ½ 0z (100g)

- 1 ¾ oz (50g) de queijo pecorino ralado

- 1oz (30g) de castanha de caju torrado

Modo de Preparo:

Passo 1: usando o óleo extra virgem, passe levemente os dois lados dos filés de salmão.

Passo 2: aqueça uma frigideira antiaderentee adicione os filés de salmão para cozinhar por 5 minutos sem mexê-los.

Passo 3: vire os filés de salmão para o outro lado e cozinhe por mais 5 minutos. Em seguida, esprema ½ do suco de limão em cima dos filés.

Passo 4: em um processador de alimentos, acrescente um pouco de hortelã, um punhado de rúcula, o outro ½ suco de limão e os cajus torrados para serem finamente picados para o pesto. Adicione 2 colheres de sopa de azeite extravirgem e 2 colheres de sopa de água à mistura, depois tempere e bata para combinar. Junte o pecorino.

Passo 4: Sirva o salmão com as rúculas e o pesto. Adicione as fatias de limão ao prato e divirta-se!

Salmão ao Estilo Japonês e Curry de Vegetais

Serve: 4
Calorias: 457

Ingredientes
- 4 – 4 ½ oz (125g) filetes de salmão
- 2 colheres de sopa de óleo de girassol
- 1batata doce, descascadaepicada
- 2 colheres de sopa de molho teriyaki
- 1pequena couve-flor, cortado em florzinhas
- 7oz (200g) feijão verde
- 250mlcaldo de vegetal quente
- 3 ½ oz (100g) Pasta de caril chinesa (Dragão Azul, se possível)

Modo de Preparo
Passo1: Adicione 1 colher de sopa deóleo de girassol a uma frigideira e ao fogo.

Adicione a batata picada à frigideira e deixe fritar por 4-5 minutos.

Passo 2: despeje o caldo de legumes e o molho de caril. Deixe ferver, coberto, por 10-15 minutos até que a batata esteja quase cozida.

Passo 3: adicione as florzinhas de couve-flor à frigideira e continue cozinhando

Passo 4: pegue outra frigideira e aqueça as restantes 1 colher de sopa dede óleo de girassol. Cozinhe o filé de salmão, com o lado da pele para baixo em fogo alto por 3-4 minutos ou até ficar crocante e vire o outro lado para ser cozido por 2-3 minutos. Espalhe regularmente com o molho teriyaki até o filé terminar de cozinhar.

Passo 5: Quando o salmão estiver quase cozido adicione o feijão ao molho de caril e deixe cozinhar até ficar macio.

Passo 6: adicione um prato e sirva!

Vegetais Assados e Feta Salada

Serve: 2
Calorias: 473

Ingredientes
- 17 ½ oz (500g) de misto de vegetais de raiz (por exemplo, nabo, rabanete, nabo da Suécia, beterraba, cenoura)
- 1colher de sopa deazeite
- 1colher de chá demistura de especiarias za'tar ou ras-el-hanout
- 1colher de sopa desalsinha fresca (picada)
- 1 ¾ oz (50g) de folhas de rúcula
- 4colher de sopa desementes de romã
- 4colher de sopa desementes variadas
- 3 ½ oz (100g) queijo feta (em pedaços)

Para o molho:
- 1colher de sopa detahine

- 4colher de sopa delogurte grego
- ½ limão, espremido

Modo de Preparo

Passo 1: aqueça o forno a 200° c (390° F).

Passo 2: descasque os vegetais e corte-os em pequenos pedaços. Adicione a uma tigela com a mistura de especiarias e azeite. Atire e coloque no forno para assar por 20 - 30 minutos. Atire mais uma vez a meio da cozedura.

Passo 3: adicione a salsa aos vegetais cozidos e misture bem. Separe o foguete entre 2 pratos e cubra-o com os legumes.

Passo 4: coloque todos os ingredientes do molho em uma tigela pequena e misture com água. Regue a salada ao seu gosto e tampe com as sementes e feta.

Frango com Limãoe Arroz Refogado

Serve: 4
Calorias: 205

Ingredientes
- 7oz (200g) de frango (cortado em pequenas tiras)
- 1colher de sopa deóleo de girassol
- 7oz (200g) de pacote de arroz cozido
- 3 ½ 0z (100g) deaçúcar instantâneo
- 3 ½ 0z (100g) de ervilhas congeladas
- 3 ½ 0z (100g) de milho doce
- 1-2 cebolinhas(picadas)
- 1colher de sopa desementes de gergelim

Para a marinada:
- 2 colheres de sopa de molho de macarrão de tomate
- 2 colheres de sopa de molho de soja (com sal reduzido)

- 1colher de chá depasta de alho
- 1colher de chá depasta de gengibre
- ½ suco de limão

Modo de Preparo

Passo 1: adicione todos os ingredientes da marinada em uma tigela (não metálica) e deixe marinar o frango até que esteja pronto para ser cozido. Certifique-se de reservar a marinada para depois do frango ser cozido.

Passo 2: aqueça o óleo de girassol em uma frigideira funda e adicione o frango para fritar. Frite as tiras de frango por 3-4 minutos.

Passo 3: adicione o açúcar instantâneo, o milho e a ervilha ao frango e continue mexendo por mais 2-3 minutos.

Passo 4: Coloque o arroz, a marinada e 2 colheres de sopa de água na panela e frite por mais alguns minutos.

Passo 5: salpique com a cebola picada e as sementes de gergelim e sirva!

Massa de Batata doce

Serve: 5
Calorias: 200

Ingredientes
- 10 ½ oz (300g) de batata doce (descascada e cortada em pequenos cubos)
- 10 ½ oz (300g) de massa de macarrão
- 3 ½ Oz (100g) de ervilhas congeladas
- 2 colheres de sopa de leite semidesnatado
- 5 ¼ oz (150g) de yogurt natural com baixo teor de gordura
- 1 ½ oz (40g) de queijo parmesão de gordura reduzida ou queijo maduro(finamente ralado)
- Pimenta preta da terra

Modo de Preparo
Passo 1: aqueça uma panela de água e adicione os pedaços de batata na água fervente por 13-15 minutos ou até ficarem macias, depois escorra.

Passo 2: cozinhe a massa de acordo com o modo de preparação da embalagem e escorra da água. Devolva o macarrão para a panela em que foi cozido.

Passo 3: adicione os pedaços de ervilhas congeladas e batidas às massas e mexa.

Passo 4: adicione o leite e o iogurte à panela e mexa em fogo baixo por alguns minutos.

Passo 5: regar com queijo e pimenta preta da terra para servir!

Fajitas de Porco e Pimenta

Serve: 4
Calorias: 277

Ingredientes
- 7oz (200g)filé de porco magro (cortado em tiras)
- 1dente de alho esmagado
- 1pimentão vermelhoe 1 verde (sem sementes e fatiado)
- 1cebola vermelha (fatiada)
- 2 colheres de sopa de tempero fajita
- Salepimenta preta fresca e moída
- 2 colheres de sopa de cebolinha fresca picada
- Suco de1 limão
- 8tomate cereja (cortados pela metade)
- 4pães tortilha redondos
- 2 colheres de sopa de yogurt de baixa gordura

Modo de Preparo

Passo 1: pré-aqueça uma panela antiaderente. Adicione a carne de porco e o alho esmagado à frigideira até selar.

Passo 2: tempere a carne de porco com pimenta preta e sal, bem como o tempero fajita.

Passo 3: adicione as fatias de pimentão verde e vermelho. Cozinhe por 2-3 minutos.

Passo 4: misture bem a cebolinha, o tomate cereja, o suco de limão na panela.

Passo 5: espalhe o yogurt sobre o pão de tortilha e acrescente a carne de porco e legumes. Embrulhe e sirva!

FrangoPeperonata

Serve: 4
Calorias: 250

Ingredientes
* 2 colheres de sopa de azeite
* 1cebola (fatiada)
* 2dente de alho esmagados
* 2pimentões vermelhos (fatiados)
* 250mlde caldo de galinha/vinho
* 1colher de sopa defolhas frescas de orégano/1 colher de sopa defolhas desidratadas de orégano
* 4 ½ oz (125g) cogumelos portobellini (fatiada)

Modo de Preparo
Passo 1: aqueça o forno a 190 °c (370 °F). Enquanto isso tempere o frango e cozinhe em uma panela antiaderente grande por 4 minutos (2 minutos de cada lado) usando 1 colher de sopa de azeite.
Passo 2: depois que o frango estiver cozido e tiver uma cor dourada de cada lado, coloque-o em um tabuleiro. Coloque no forno por cerca de 15 minutos.

Passo 3: usando o óleo restante frite a cebola na panela por 5 minutos para amolecer. Adicione o cogumelo, o alho e as pimentas e cozinhe por mais 5 minutos.

Passo 4: adicione o orégano. Coloque também o caldo de galinha ou vinho, o que preferir usar na panela e deixe ferver.

Passo 5: tampe e deixe ferver por uns 5 minutos.

Passo 6: Coloque sobre o frango e sirva!

Cordeiro Rogan Josh Curry

Serve: 3
Calorias: 234

Ingredientes

- 7oz (200g)de bifes de cordeiro (cortados em cubos)
- azeite extra virgem
- 1cebola vermelha (fatiada)
- 1dente de alho esmagado
- 1 ¾ oz (50g) de ervilhas congeladas
- 1colher de sopa depasta roganjosh curry
- 1batata docepequena (cortados em cubos)
- 7oz (200g)lata de tomate
- 1colher de sopa depurê de tomate
- 200mlcaldo de carne
- ½ pimentão vermelho (sem sementesecortados em cubos)

Modo de Preparo

Passo 1: borrife algumas vezes em uma panela com o azeite e coloque no fogo.

Passo 2: frite os cebolas por cerca de 3 minutos ou até ficarem macios.

Passo 3: adicione o alho, o cordeiro e o caril na panela e cozinhe por cerca de 10 minutos. Certifique-se de virar agora e depois para dourar corretamente.

Passo 4: adicione os últimos 5 ingredientes na panela. Deixe ferver por 40 minutos para obter um cordeiro bem cozido.

Passo 5: jogue as ervilhas e cozinhe por mais 3 a 5 minutos para aquece las.

Passo 6: deixe esfriar, sirva e aproveite!

Capítulo 5:100 CaloriasLanches e Petiscos

Com alimentos em torno da marca de 100 calorias, você pode experimentar uma variedade de opções e aproveitar os dias de jejum ainda mais rapidamente. Ter algo para mastigar não é tenha tantascalorias, mas ainda seja saboroso é bem apreciado por muitos. Você também vai gostar de experimentar alimentos divertidos para os dias passarem mais rápidos para você. Tenho certeza que você terá momentos em que você precise de um pequeno lanche, por exemplo, talvez um bolinho, mas um bolinho sozinho consumirá todo o seu consumo de calorias durante o dia, sendo que esses alimentos não vão.

Salada Asiática de Frango
Serve: 2
Calorias: 110

Ingredientes
- 1peito de frango sem pele (desossado)
- 1colher de sopa demolho de peixe

- 1colher de sopa deCasca RaladaeSuco de ½ limão
- 3 ½ Oz (100g) pacote de folhas mistas para salada
- PunhadoCoentro (picado)
- ¼ cebola vermelha (fatiada)
- ¼ pepino (cortadas pela metadelongitudinalmente efatiada)
- ½ pimenta chili (sem sementes e fatiado)
- 1colher de chá deAçúcar refinado

Modo de Preparo

Passo 1: coloque o frango em uma panela e cubra com água fria. Leve a água para ferver e cozinhe por 10 minutos.

Passo 2: retire o frango da panela e corte em tiras. Coloque as tiras de frango em uma tigela e adicione o molho de peixe, açúcar, suco e a casca ralada de limão. Misture os ingredientes para que o açúcar se dissolva.

Passo 3: em um recipiente separado ou em uma tigela coloque as folhas de salada mista e coentro. Cubra com cebolas, pepino, pimenta e o peito de frango.

Passo 4: adicione o molho aos vegetais (opcional) e misture e sirva!

Hambúrguer de frango e molho de tomate

Serve: 4
Calorias: 135

Ingredientes
- 1dente de alho esmagado
- 3cebolinhas(fatiada)
- 1colher de sopa de pesto
- 2 colheres de sopa de ervas frescas, misturadas e picadas (salsa, estragão e tomilho, etc.)
- 13 ¼ oz (375g) frango picado
- 2tomatesseco (picado)
- 1colher de chá deazeite
MolhoIngredientes
- 9oz (250g) tomate cereja (cortado em 4)
- 1Pimenta Chili (sem sementesepicada)
- 1colher de sopa deCoentro (picada)
- Casca raladaeSuco de1limão

Modo de Preparo

Passo 1: Coloque todos os ingredientes para o hambúrguer tirando o azeite e divida igualmente em 4. Achate para formar rodelas e bem limpas. Coloque na geladeira para esfriar por 30 minutos.

Passo 2: em uma tigela não metálica, misture todos os ingredientes do molho.

Passo 3: pré-aqueça uma grelha. Depois de unte levemente os hambúrgueres com azeite e cozinhe sobre a grelha quente durante 3-4 minutos de cada lado.

Passo 4: sirva imediatamente com o molho e aproveite!

Salada de Chouriço e Feijão

Serve: 4
Calorias: 135

Ingredientes
- 2colher de chá deazeite
- 4 ½ oz (125g) peça chouriço redondo(fatiada)
- 2chalotas/1 cebola vermelha pequena (descascadaepicada)
- 2talosaipo (fatiados)
- 1pimentão amarelo(sem sementesepicada)
- 150mlvinho (branco)
- 14 ½ oz (410g) lata defeijão canelone (lavado e escorrido)
- 5 ¼ oz (150g) tomate desidratado (escorrido)
- 4cebolinhas(aparadoefatiada)
- Punhadode salsinha fresca/folhas de manjericão
- Pão crocante, para servir

Modo de Preparo

Passo 1: aqueça o óleo em uma panela e adicione o chouriço fatiado, fritando por cerca de 2-3 minutos.

Passo 2: adicione o pimentão, aipo e chalotas/cebolas e frite por cerca de 5 minutos.

Passo 3: jogue os feijões e mexa a mistura, depois cozinhe por mais 3 minutos para aquecer.

Passo 4: adicione a cebola e o tomate e sirva em uma tigela coberta com salsinha fresca ou em folhas de manjericão.

Passo 5: sirva com pão e aproveite!

100 calorapetiscos

Frutas

- 1xícara de chá demirtilos – 83
- 1laranja – 60
- 1xícara de chá demorangos – 46
- ¼ xícara de chá dearandos secos – 93
- 1xícara de chá demelão – 60
- 1Toranja – 64
- 1banana pequena – 90
- 1/3 abacate – 107
- 1xícara de chá deMelão Cantalupo – 55
- 1médiopêssego – 40
- 1médiopera – 100
- 1xícara de chá deframboesas – 60
- 1xícara de chá deAmora– 62

Vegetais

- 3 1/3 xícara de chá debrócolis – 105
- 2 ½ Pepino – 102
- 1 ¾ milho doce branco – 102
- 33 tomate cereja – 101

- 1xícara de chá decouve – 36
- 1cenoura grande – 30
- 2 ½ xícara de chá derepolho – 85

Dairy

- 227 grleite desnatado (o% de gordura) – 80
- ½ xícara de chá deleite achocolatado (1%) – 78
- Palito de queijo mussarela – 80
- 1yogurt grego sem gordura- 96
- ½ xícara de chá dequeijo cottage (1%) – 81
- 30 gr. queijo de cabra macio – 75
- ½ xícara de chá deSorvete de baunilha da marca Bluebunny– 100
- ½ xícara de chá desorvete de baunilha da marca Breyersem açúcar – 100

Others

- 1xícara de chá decheerios- 100

- 1ovo cozido – 76
- 3xícara de chá de pipoca estourada – 99
- bolso pita recheado com queijo – 94
- 1Barra natural da marca NatureValley – 59

Capítulo 6:Refeições diárias de dias de não jejum

Manter o que é necessário em dias de jejum é importante e, embora você possa voltar às suas refeições habituais nos outros cinco dias da semana, isso não significa que você deve comer qualquer coisa. As pessoas às vezes acreditam que desde que eles jejuaram e seguiram o modo de preparo nos dois dias de jejum da semana, então está tudo bem para comer o que quiserem. Até certo ponto, você pode, mas é importante não exagerar, ou então você vai colocar o mesmo peso que você acabou de perder ou, pior ainda, talvez mais.

A dieta 5:2 ensina você a monitorar o que você coloca em seu corpo e, embora a ênfase não seja colocada na maior parte da semana (os 5 dias não rápidos), a prática de observar o que você come o beneficiará ainda mais. Por que parar de comer saudável e menos do que o habitual por apenas 2 dias, quando você pode dobrar ou até triplicar seus resultados comendo saudável por todos os dias. Isso não significa que você não pode ter uma fatia de bolo, mas a saúde não deve ser uma coisa única, já que muitas dietas a apresentam como um modo de vida, um estilo de vida. Para obter melhores resultados, vá além com essas receitas deliciosas, mas saudáveis.

Café da Manhã

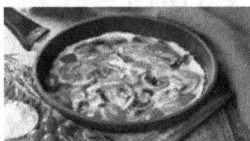

Salada mexicanade atum fresco

Serve: 2
Calorias: 309

Ingredientes
- 1lata grandede atum (400 grams/14 oz)
- 1cebola grande picada
- 1tomate grande
- 1xícara de chá decoentro
- 1limão

Modo de Preparo
Passo 1: fazer antes da mão - coloque as cebola picadas em uma tigela e adicione sal a gosto. Cubra os cebolas com água e

deixe descansar por cerca de 30 minutos. (Isso irá remover o gosto das cebolas).

Passo 2: assim que os cebolas estiverem encharcados, escorra e enxague com água.

Passo 3: pique o coentro e tomates e misture-os em uma grande tigela com as cebolas picadas.

Passo 4: corte e esprema o limão sobre a mistura vegetariana. (Use uma peneira se necessário para pegar qualquer semente para o limão).

Passo 5: abra a lata de atum que drene o líquido e adicione o atum aos legumes.

Passo 6: misture a salada, certificando-se de que o atum esteja partido em pedaços pequenos e sirva.

Burrito do café da manhã

Serve: 6

Calorias: 197

Ingredientes

- 1Um pimentão médio picado(você pode usar metade de um vermelho e verde)
- ½ Xícara de chá decebola picada vermelhas
- 3ovos grandes
- 6grandes ovos brancos (3/4 para o liquidi)
- 6fatias de bacon de corte central e sem sódio (picadaecozido)
- ¾ xícara de chá dequeijo cheddar com 2% de gordura, ralado(em tiras)
- 6tortilhas de trigo integral de baixo carboidrato
- Spray de cozinha antiaderente

Modo de Preparo

Passo 1: Unte a frigideira com spray de cozinha antiaderente e coloque em um calor médio-alta.

Passo 2: adicione o pimentão picado e as cebolas à panela e refogue até ficar macia.

Passo 3: reduza o calor para médio e coloque os ovos com os vegetais e mexa até ficar bem mexido e cozido.

Passo 4: cubra a tortilha com 1/3 xícara de chá da mistura de ovo seguida por 2 colheres de sopa de queijo e 1 fatia de bacon (picada).

Passo 5: junte tudo e divirta-se com a família ou embrulhe-a e guarde-a no congelador para outra hora.

Almoço

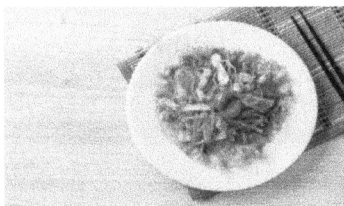

Salada Asiática com Frango Crocante

Serve: 6

Calorias: 173

Ingredientes
- 2filetes de peito de frangos, sem pele, cortados em cubos de 2,5 cm
- 1colher de sopa deóleo de canola
- 1colher de sopade óleo de sésamo
- 3xícaras de chá deem tirasRepolho Savoy (encaracolado), Repolho Napa opcional

- 2xícaras de chá dealface romana picada
- 1 cenoura, descascada, fatiada
- 2colher de sopas sementes de gergelim, levemente tostado

Molho:

- 2colher de sopade mel
- 2Colher de chá deMostarda de Dijon
- 1colher de sopade molho de soja, baixo teor de sódio, opcional da marca Bragg'sLiquidAminos
- 1colher de sopavinagre de vinho de arroz
- 1colher de sopade suco de limão espremido e fresco

Modo de Preparo

Passo 1: coloque uma frigideira antiaderente seca sobre um fogo médio e coloque sementes de gergelim por cerca de 5 minutos ou até sentir a fragrância delas.

Passo 2: Em uma frigideira de médio porte adicione canola e gergelim, os cubos de frango serão cozidos em fogo médio por cerca de 10 minutos ou até ficarem cozido e crocantes.

Passo 3: coloque o frango cozido, alface, couve, e cenouras em uma tigela e polvilhe com sementes de gergelim.

Passo 4: misture todos os ingredientes do molho e bata até que todos estejam devidamente homogêneos.

Passo 5: espalhe o molho sobre a salada e misture bem.

Frango Milanesa com Salada de Rúcula

Serve: 4
Calorias: 289

Ingredientes

- 3colher de sopas azeite (eóleopara grelhar)
- 114 – 170 gramas de peito de frango sem pele e desossado
- ½ colher de sopa decoentro em pó
- 1colher de chá desalkosher
- ½ colher de chá depimenta preta
- 3colher de sopa desuco de limão fresco
- 5oz (140g) rúcula bebê (em torno de 6 xícara de chá)
- 4rabanetes, fatiada
- ½ cebola vermelha pequena (fatiada)

Modo de Preparo

Passo 1: cubra levemente o grelhador com o óleo de cozinha e (consulte as dicas em mais informações para saber como).

Passo 2: corte cada peito de frango horizontalmente. Abra o peito com uma espessura de 1 cm (os grelhados de frango são mais rápidos quando divididos e batidos).

Passo 3: com ½ colher de sopa de coentro, ¼ de colher de chá de pimenta e ½ colher de chá de sal tempere o peito de frango e grelhe em fogo alto até assar, cerca de 3 minutos de cada lado.

Passo 4: numa tigela grande, misture a rúcula, os rabanetes e cebola, seguido do óleo, ½ colher de chá de sal, e ¼ colher de chá de pimenta, suco de limão e misture para combinar.

Passo 5: sirva o frango em um prato com a salada de rúcula.

Jantar

Modo de Preparo

Passo 1: combine os três primeiros ingredientes em uma tigela.

Passo 2: cubra com a limonada, coentro, cebolas, sal e deixe reservado na geladeira até estar pronto para servir.

Passo 3: tempere a carne de porco com pimentas e reserve até estar pronto.

Passo 4: cubra levemente o grelhador com o óleo de cozinha (consulte as dicas em mais informações para saber como).

Passo 5: grelhe a carne de porco em fogo médio, coberta, por cerca de 4-5 minutos de cada lado ou até que o termostato leia 145 ° c (290° F) das costeletas e deixe esfriar.

Passo 3: sirva as costeletas em um prato com a salsa e aproveite.

Passo 4: misture o pesto, o macarrão, a vagem, a massa e o frango (cortados em pedaços pequenos) em uma tigela grande e mexa até ficar bem misturado. Sirva e aproveite!

Capítulo 7:Sucesso com a dieta 5:2

O propósito deste livro é fornecer a informação correta que o guiará pela dieta 5:2. Estou assumindo que você tem uma meta ou metas de perda de peso que gostaria de alcançar. A dieta 5:2 pode ajudá-lo a atingir esses objetivos e fornecer ainda mais benefícios. Usar as informações fornecidas no livro até agora certamente trará resultados, mas para maximizar seu sucesso, adicionei algumas dicas que devem ser úteis em sua jornada para um usuário mais magro e saudável.

Dica # 1 - Diga adeus à comidajunkfood
O que é que as pessoas têm problemas com uma dieta? Bem, eu posso lhe dizer mais de um, mas a tentação é algo que é comum em muitas dietas, especialmente no início de suas dietas. É verdade que você está realmente fazendo dieta por 2 dias em uma semana, sendo que ter seu chocolate favorito por aí nesses dias pode fazer com que o dia pareça muito mais longo com essa tentação. Agora, algumas

pessoas são capazes de dizer a si mesmas que eu vou tê-lo amanhã e eliminar essa tentação, mas se você não é uma dessas pessoas eu sugiro que você se livre da junkfood, e rápido.

Dica # 2 - Beba muita água

Manter-se hidratado em dias de jejum é importante e beber mais do que a recomendação usual de 8 copos deve ser praticada. Por quê? Em dias de jejum, não há dúvida de que você vai ter muita fome e beber muita água pode reduzir a fome que você pode sentir. Este truque é usado em muitas outras dietas. Também às vezes, dependendo de seus hábitos alimentares, seu cérebro irá confundir fome e sede, quando tudo o que você precisa fazer é beber mais água. Consumir mais água em dias de jejum dará a impressão de que você está cheio e você tem que lidar com os dias de jejum mais facilmente do que o normal.

Dica # 3 - Fiqueocupada em dias de jejum

Não é nenhum segredo que as pessoas tendem a comer quando estão entediadas ou simplesmente ficam sem fazer nada, então você deve tentar evitar isso o máximo possível em dias de jejum. Estar ocupado em dias de jejum agirá como distrações e o dia será muito mais rápido. Se houver dias na semana em que você estiver mais ocupado do que os outros, tente agendá-los como seus dias de jejum para ver como isso acontece com você. Pelo que vi e experimentei para mim mesmo, um dia de jejum movimentado é um dia de jejum bem tratado.

Dica # 4 - Aprenda a Contar Calorias

A principal coisa sobre essa dieta é que em dias de jejum você limita sua ingestão de calorias a não mais do que 500 calorias e para fazer isso você deve estar consciente do que você coloca em seu corpo. Nos Capítulos anteriores você tem ótimas receitas que podem tornar isso simples para você, assim como outras sugestões de alimentos que podem orientá-lo. No entanto, se você está procurando maneiras de calcular a ingestão de calorias, há muitas opções on-line, algumas das quais são mycaloriecounter e calorie king.

Dica # 5 - Planeje com antecedência

Antes do seu dia de jejum começar, você deve ter pelo menos uma ideia do que você vai comer e como vai passar o dia. Isso torna menos confuso e mais claro para você. Eu não acho que você gostaria de estar na geladeira imaginando o que eu devo preparar quando você já está com fome, e você? Um dia bem planejado tornará a experiência mais fácil e menos frustrante.

Capítulo 8:Perguntas Frequentes

P. Em que dias durante a semana devo programar meus dias de jejum?

1. No livro, mencionamos que os dias de jejum não devem ser consecutivos, sendo a principal razão para isso é poder usar a dieta de forma plena e não colocar afetar o corpo no início. Seja consecutivo ou não consecutivo, não importa, sendo que a maioria prefere diasnão-consecutivos. Por exemplo. Segunda e quinta.

P. Posso me exercitar em um dia de jejum?

1. Estudos que foram feitos mostraram que as pessoas que se exercitam em dias de jejum tendem a queimar mais gordura do que o normal, assim você pode se exercitar, se estiver interessado. No entanto, exercícios intensos não devem ser tentados. Se por algum motivo você se sentir

desconfortável durante o exercício, pare imediatamente.

P. Existem efeitos colaterais no jejum?

1. Os efeitos colaterais que você sente durante o jejum são esperados, como sentir fome e isso é só quando você começa. As pessoas relataram que têm dores de cabeça e às vezes ficam constipadas, sendo que acredito que isso seja devido à falta de água durante os dias de jejum.

P. O que eu faço depois de atingir minha meta de perda de peso?

1. A dieta 5:2 não é algo que você faz uma vez e volta aos seus velhos hábitos, pois a maioria é um estilo de vida e se você alcançou seu objetivo e se sente confortável - não há problema. Para manter seu peso, tudo o que você precisa fazer é reduzir seus dias de jejum para apenas uma vez por semana. Dessa forma, você se mantémem forma.

P. O que devo fazer se não estou perdendo peso?

1. Se você não está perdendo peso, mude o padrão. Tente usar 4:3 ao invés de 5:2 e veja como isso funciona para você. Em outros casos, as pessoas podem estar recuperando o que perderam nos 5 dias de não jejum, então observe o que você come em dias sem jejum também. Tente mudar os alimentos não tão saudáveis para os saudáveis.

Conclusão

Você fez isso!

Você passou pelo livro inteiro e eu te aplaudo por isso. Agora você está equipado com as informações certas para começar sua jornada de sucesso. Tudo o que você precisa, desde o básico sobre a dieta 5:2 até as várias receitas que irão ajudá-lo, foi apresentado neste livro. Use agora e tome medidas. Não sejam aqueles que não agem por não agir de acordo com qualquer plano ou instruções. Permita que as pessoas perguntem por que você está tão linda e confie em dizer que VOCÊ fez acontecer porque queria uma mudança e se comprometeu com um novo estilo de vida. Quando se trata de sua saúde, faça disso uma prioridade e mude sua vida.